在线健康平台价值创造研究

邓朝华　樊国睿　著

国家自然科学基金项目（71971092，72271102）资助

科学出版社

北京

内 容 简 介

本书定位于全面而系统地阐述在线健康平台中多主体价值共创的相关理论和实证分析。全书突出研究方法的规范性，对在线健康平台多主体价值创造中涉及的理论基础、模型构建、变量测量、数据分析及处理等多个环节进行系统的分析、归纳和总结。本书聚焦在线健康平台中多主体交互模式下的多维度价值创造，并分别从医生间、患者间以及医患间价值共创的影响机制以及价值获取的特征等方面展开分析研究。

本书可供运营管理、信息管理、医学信息学以及电子健康等领域的相关教学科研人员、管理人员和工程技术人员，以及管理科学、信息科学、健康信息管理等专业的研究生和高年级本科生阅读参考。

图书在版编目（CIP）数据

在线健康平台价值创造研究 / 邓朝华，樊国睿著. -- 北京 : 科学出版社，2025. 5. -- ISBN 978-7-03-079775-9

Ⅰ. R199.2-39

中国国家版本馆 CIP 数据核字第 2024GX9120 号

责任编辑：徐 倩 / 责任校对：王晓茜
责任印制：张 伟 / 封面设计：有道设计

科学出版社出版
北京东黄城根北街 16 号
邮政编码：100717
http://www.sciencep.com
北京富资园科技发展有限公司印刷
科学出版社发行 各地新华书店经销
*
2025 年 5 月第 一 版 开本：720 × 1000 1/16
2025 年 5 月第一次印刷 印张：9 3/4
字数：197 000

定价：116.00 元

（如有印装质量问题，我社负责调换）

作 者 简 介

邓朝华，女，1981年生，2008年毕业于华中科技大学管理学院管理科学与工程专业，获管理学博士学位，现为华中科技大学管理学院教授。已在*Information Systems Journal*、*Journal of the Association for Information Science and Technology*、*Information & Management*、*IEEE Transactions on Engineering Management*、*International Journal of Information Management*、*Journal of the American Medical Informatics Association*、*Social Science & Medicine*、*Information Systems Frontiers*、《管理世界》、《管理科学》等国内外期刊发表论文70余篇。

樊国睿，男，1996 年生，现为华中科技大学管理学院博士后。已在 *Journal of the Association for Information Science and Technology*、*Information Systems Frontiers*、*Journal of the American Medical Informatics Association*、*Behaviour & Information Technology*、《管理世界》、《中华医院管理杂志》等国内外期刊发表多篇论文。

前　言

本书是对国家自然科学基金项目“智能互联环境下全流程诊疗服务价值创造模型与优化研究”（批准号：71971092）和“基于机器学习的智能医疗风险评估模型与控制策略研究”（批准号：72271102）研究成果的总结。

在实现“全民健康”的战略理念的要求下以及人民群众日益增长的对优质健康服务的需求，传统的线下医疗服务模式正面临着越来越大的挑战。由于经济和社会发展的不均衡，我国优质的医疗服务资源主要集中在东部等经济发达地区。此外，缺乏高效的转诊系统进一步导致我国大型三甲医院门诊人满为患，挂号难和候诊时间长成为患者就诊过程中的常态，对患者健康管理需求的满足造成极大的负面影响。同时，由于优质医疗资源的集中，医疗服务专业人员的地域分布不均衡，医疗服务专业人员难以实现跨时间和跨区域的交流学习。传统的线下医疗服务模式已经无法满足人民群众对健康管理的需求以及医疗服务人员对提升专业能力的需求。

在信息技术快速发展的时代背景下，随着一系列“互联网＋医疗健康”相关政策的先后颁布实施，以好大夫在线、丁香园、甜蜜家园等为代表的多种类型的在线健康平台迅速发展。在线健康平台创新医疗服务模式，打破时空限制，帮助用户便捷地获取信息与服务，有助于实现不同参与主体的价值创造。首先，以医生交互为中心的在线健康平台为不同区域的医生提供了沟通交流和相互学习的渠道，有助于医生临床服务能力的提升，实现了医生间的价值创造。其次，患者通过在线健康平台获取到健康自我管理所需的多种社会支持，提高疾病自我管理能力，改善患者的健康结果，实现患者间价值创造。最后，以医患间交互为中心的在线健康平台对医患沟通成本的降低、沟通效率的提高、沟通质量的改善具有促进作用，患者通过与医生（或其他专业咨询师）进行交互，获取自身所需的诊疗服务，改善健康结果，医生从中获取经济与社会回报，这一过程促进了医患间的价值创造。因此，参与不同类型的在线健康平台对于患者、医生和社会均创造了十分重要的价值。

本书的研究目的是探讨我国在线健康平台中多主体交互模式与价值创造的影响机理，挖掘在线健康平台中医生间价值创造与跨区域价值获取的作用机制，探究患者间价值创造的影响机制以及价值网络的形成规律，分析在线健康平台中医患互动对价值创造的影响因素，并进一步挖掘跨区域医患间价值传递的行为机制。

本书定位于全面而系统地阐述在线健康平台中多主体价值创造行为影响机制的相关理论和实证分析。全书突出研究方法的规范性，对在线健康平台中多主体价值创造中涉及的理论基础、模型构建、变量测度、数据分析及处理等各个环节进行系统的分析、归纳和总结。

本书的主要内容与总体框架由笔者确定，研究生李元露、汪頔、单佳兰参与了资料整理与文字校对工作。在撰写本书的过程中，笔者参阅并引用了许多学者的研究文献，在此表示感谢。

由于理论水平和实践经验有限，书中难免有不足之处，望广大读者批评指正！

邓朝华
华中科技大学
2024 年 4 月

目　　录

第一篇　绪　　论

第二篇　医生间价值创造

第三篇　患者间价值创造

第四篇　医患间价值创造

第一篇 绪　　论

第1章　导　　言

1.1　在线健康平台概述

随着信息技术的发展，“互联网＋医疗健康”模式的出现改变了个体获取健康信息和医疗服务的途径。其中，以用户间协作交互、互惠互利而形成在线交互平台——在线健康平台（online health platforms，OHP）为创新医疗服务模式、促进医疗服务的提供者和需求者的交互、推动医疗服务参与主体间的价值创造做出了重要贡献。在线健康平台打破了时间与空间的限制，为医疗服务的参与主体获取与健康相关的专业知识和医疗服务，满足患者的健康需求提供了全新的途径，成为医疗服务参与主体进行线上交互的重要平台。同时由于医疗资源配置的不均衡以及我国庞大的人口基数带来的对健康服务的巨大需求，在线健康平台在我国得到了迅速发展，并根据个体对健康服务多样化与特殊性的需求，产生了一系列具有不同特点的在线健康平台。

在线健康平台是利用互联网技术提供医疗信息、健康服务和医疗交互的数字化工具。在线健康平台通过网站、移动应用或其他在线服务的形式存在，并通过现代信息技术改善和优化医疗服务的许多方面，使得医疗资源和服务更加便捷与普及化。在线健康平台的内涵和功能广泛，覆盖了从基础的医疗咨询到复杂的远程治疗和健康管理服务。在线健康平台的基本功能包括提供医疗信息，支持健康服务参与主体之间的沟通，以及使患者能够在线预约和接受远程医疗服务。更高级的平台可能包括电子健康记录的管理、处方药的在线购买和递送、实时健康监测以及个性化的健康管理建议等。

在线健康平台的发展促进了不同身份的健康服务参与者之间的在线协作与交流，满足了他们多样化的健康需求，并促进了多种类型价值的创造。在线健康平台可以根据参与者的不同类型被划分为医生平台、患者平台以及医患平台。医生平台主要为医生之间提供交流和协作的环境，使医生可以分享医疗信息、病例讨论和最新医疗动态。患者平台则侧重于患者之间的交流，支持他们在治疗经验、健康管理和情感支持等方面进行互助。医患平台则连接了医生与患者，提供咨询、预约挂号、远程监控和健康管理等服务。不同类型的在线健康平台有着不同的参与主体与功能（表1-1）。

表 1-1　中国在线健康平台 APP 及网站分类

交互方式	机构名称	名称	功能分类
医患交互	互动峰科技（北京）有限公司	好大夫在线（APP）	在线问诊：图文问诊、电话问诊、视频问诊； 预约挂号； 在线购药； 健康科普； 健康管理工具：用药日记、康复任务、发票管理； 私人医生
	北京春雨天下软件有限公司	春雨医生（APP）	在线咨询； 在线购药； 健康＋：健康计划、育儿知识； 春雨热卖：健康课程； 健康科普； 私人医生
	平安健康医疗科技有限公司	平安健康（APP，自建医疗团队）	在线问诊； 预约挂号； 私家医生服务：线上 7×24 小时问诊、个人健康管理计划、儿童发育成长计划、转诊挂号、住院安排和专家二次诊疗报告； 消费型医疗：医美、体检； 健康商城； 健康工具
	微医控股有限公司	微医（APP）	在线问诊； 预约挂号； 在线药房； 远程取报告单； 健康档案； 医患社区（微医病友群）
	微脉技术有限公司	微脉（APP）	预约挂号； 在线咨询； 医生服务预约：诊后康复服务； 报告单查询； 一问医答（健康问答社区）； 家庭档案； 手机缴费：住院预缴、诊间支付
	观澜网络（杭州）有限公司	丁香医生（APP）	在线问诊； 在线购药； 百科：疾病百科、药品百科； 医师讲堂； 健康科普； 就医推荐查询
	深圳市宁远科技股份有限公司	健康 160（APP）	预约挂号； 在线问诊； 文章科普； 心理测评
	广州市人心网络科技有限公司	壹心理（APP）	心理咨询； 问答社区：互动、悬赏； 心理电台； 心理测试； 心理课程； 冥想功能

续表

交互方式	机构名称	名称	功能分类
医患交互	杭州袋虎信息技术有限公司	壹点灵（APP）	心理咨询：提供付费咨询服务，为用户解答心理问题； 问答社区：提供免费问答，回答一般用户较小的心理困惑； 心理倾诉：提供倾诉途径； 在线心理测试、心理课程； AI 伙伴：AI 陪伴、AI 倾诉
	广州智悦网络科技有限公司	松果倾诉（APP）	在线倾诉（变声通话）； 专业咨询； 交流社区：求助广场、心情分享、公开课、群组分享
	北京妙医佳健康科技集团有限公司	妙健康（APP）	健康管理：健康任务、运动健身、健康饮食； 健康为妙：破除谣言； 健康一站式服务：在线医生、预约挂号、家庭健康管理； 健康商城：妙商城、保险商城、妙药商城
	杭州康明信息技术有限公司	智云健康（APP）	定制化慢性病健康服务； 在线问诊； 健康社区
	北京新氧科技有限公司	新氧（APP）	医美社区：发布和查看美丽日记； 医美电商平台：支持在线预约下单，优惠折扣； 医美百科：提供专业翔实的医美科普； 视频面诊：提供 1 对 1 的视频咨询服务，定制变美方案； 智能测脸：AI 美学诊断功能
	京东健康股份有限公司	京东健康（APP）	在线诊疗； 预约挂号； 京东家医； 健康工具：健康测评、疾病百科、用药解读
医医交互	北京医脉互通科技有限公司	医脉通（APP）	知识科普：医学资讯、疾病诊疗知识； 圈子话题：病例讨论、交流经验； 医学文献检索； 临床指南； 医生工具箱：医生临床查询、用药参考； e 讲堂：直播讲座
	上海梅斯医药科技有限公司	梅斯医学（APP）	学术交流； 临床知识库； 医学工具：医学计算器、用药助手、检查库
	上海医尚网络科技有限公司	医界（APP）	同行圈（同行交流）； 我的科：科室内群聊、科室公告、科室排班
	观澜网络（杭州）有限公司	丁香园（医生论坛）	用药指导； 学术交流； 临床指南； 病例分享； 职业发展
患患交互	北京唐健科技有限公司	甜蜜家园糖尿病论坛（网站）	糖尿病咨询； 糖友服务区：企业发布试用信息与产品信息； 糖尿病交流区：知识科普、虚假信息曝光、糖友公开课； 生活分享：饮食与运动、心情驿站、经验分享

续表

交互方式	机构名称	名称	功能分类
患患交互	北京欣欣相照健康科技有限公司	肝胆相照论坛（网站）	乙肝交友：生活分享、征婚交友、心灵港湾； 乙肝知识科普：肝胆健康、学术交流； 法律援助
	厦门鹅卵石网络科技有限公司	觅健（APP）	患者交流：互助问答、生活分享、心情记录、经验交流； 肿瘤资讯； 科普视频； 专家咨询
	北京胡杨众联科技有限公司	癌度（APP）	病友推荐：完善信息推荐相似病友，相互交流并分享经验； 随手记：抗癌经历记录； 好友圈； 知识交流

在线医患平台主要致力于为患者提供远程医疗服务，平台提供了包括预约挂号、图文问诊、电话问诊、视频问诊以及专家团队等多种形式的在线健康咨询服务，患者可以在平台上查找专家信息，阅读医生的专业背景和患者评价，然后选择合适的医生进行在线咨询或者预约医生进行线下诊治。在线医患平台中还为医生提供了一个展示其专业技能和建立职业声誉的平台，而且还能帮助医生扩大患者基础和提高诊疗效率。医生可以通过平台与更多的患者进行交流，分享专业知识，并管理在线咨询和预约。

不同于专注于医患互动的在线健康平台，专注于医生互动和患者互动的在线健康平台则更多地作为在线知识平台的一种，不直接创造经济价值，而是为医生和患者创造知识和能力等社会价值。医生平台与患者平台主要面向医疗服务的提供者和接受者。作为在线医疗服务的重要组成部分，医生平台与患者平台缓解了医疗资源特别是医学专业知识供需不平衡的问题。患者平台可以提高患者的健康态度和素养，缩小不同地区间的健康差距，为社会带来许多健康益处，并有助于创造社会价值。医生平台不仅帮助偏远地区的医生获得必要的专业知识，还促进医疗专业人员之间的知识交流，提高医疗机构的绩效和竞争力，从而有利于公共福利。

首先，在线健康平台通过完善健康信息搜寻机制，扩充了个体获得健康信息的来源，改变了个体获取健康信息的方式，为患者获取信息支持和情感支持提供了全新的虚拟场所。通过在线健康平台，患者可以与其他有相似健康问题的患者进行交流，分享疾病治疗经验等信息，获得必要的社会支持，从而实现患者间价值的创造。其次，在线健康平台通过促进来自不同区域、不同医院医生间的在线交互，实现了医生跨区域健康专业知识交流的便捷与高效化，推动了医生间知识协作，为医生获取临床指南、病例信息等专业知识提供了新渠道，改善医生的临床能力，促进医生间价值创造的实现。最后，在线健康平台通过实现在线医疗咨询、预约线下诊疗、疾病随访以及复诊等功能，实现对线下医疗资源的补充，增加患者获取医疗服务的机会，推动了优质医疗服务资源的下沉。患者通过购买平台中医生提供的在线健康咨询服务，满足其对健康服务的需求，提高其参与疾病治疗与管理的主动性，同时使平台中的医生获取必要的经济与社会回报，推动医患间的价值创造。

现有研究对在线健康平台的作用和影响进行了广泛且深入的探索。目前针对在线健康平台的研究多集中于医患交互行为的影响，如 Guo 等（2017）探讨了医生参与在线健康平台获取的经济与社会回报。Tan 等（2023）通过对在线健康平台患者反馈类型的划分，探索了在线诊疗服务中医生提供的信息支持和情感支持对患者满意度与感激程度的影响。Wang 等（2023）则探索了患者非正式支付所带来的额外经济激励对在线健康平台中医生参与的影响。Hwang 等（2022）则探索了在线健康平台在促进医疗资源跨区域流动与缓解区域医疗资源差距中的作用。此外，仍有部分研究专注于以患者间交互为主的在线健康平台。例如，Goh 等（2016）探索了在线健康平台在缓解城乡患者健康差距，实现社会价值创造的重要作用。Yan 和 Tan（2014）则发现在线健康平台中不同形式的社会支持有助于改善患者的健康结果。Chen 等（2019）则证实了积极地参与慢性病在线管理平台有助于提高患者的健康素养，改善患者的健康态度。仅有少量研究探索了以医生交互为中心的在线健康平台的价值创造。例如，Deng 等（2023）发现了在线健康平台促进了医学专业知识在医生群体中的跨区域流动，有助于为医疗资源匮乏地区的医生创造价值。现有文献为理解在线健康平台中的价值创造提供了研究基础。尽管学者开展了大量的研究，但现有研究尚未聚焦到不同类型的在线健康平台中不同的参与主体价值创造的关键维度与影响机制，而这正是改善医生间沟通渠道，增强患者健康自我管理能力，提高患者体验，促进医生间、患者间以及医患间价值创造不可或缺的环节。

1.2 在线健康平台中的多主体交互模式

在线健康平台打破了时间与空间的限制，为促进医生间、患者间与医患间的交互，实现多主体的价值创造提供了契机。作为传统线下医疗服务模式的补充，在线健康平台有助于实现不同参与主体的价值创造。在线健康平台按照平台主体分为在线医生平台、在线患者平台和在线医患平台三种类型。图 1-1 展示了不同类型的在线健康平台功能与多主体交互特征。

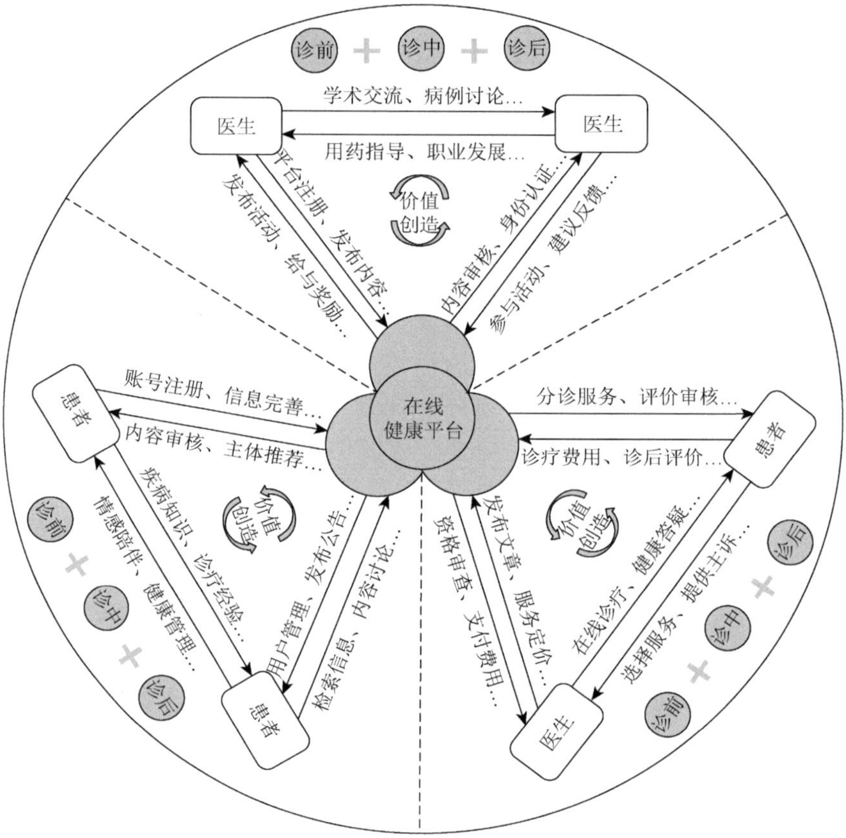

图 1-1　在线健康平台功能与多主体交互特征

首先，以丁香园、Sermo 为代表的在线医生平台以医生交互为中心，医生可以在平台中发布与回复内容、私信、投票、评分、转载、加入讨论组等，可以与平台中其他医生就学术写作、临床知识以及职业发展等内容进行交互。在线医生平台为不同医院、不同区域的医生提供了沟通交流和相互学习的渠道，满足了医生以及其他医疗服务从业人员在学术交流、继续教育、用药指导、职业发展等多方面专业知识的需求，实现了医生间的价值创造。

其次，以甜蜜家园、慢友帮、PatientsLikeMe 为代表的在线患者平台以患者间交互为中心，患者可以在平台中通过阅读和回复相关内容、发布帖子、私信、分享和推荐资源、点赞等交互方式，实现与其他患者的互动交流。在线患者平台扩展了传统医疗服务的边界，患者通过在线健康平台获取到健康自我管理所需的多种社会支持，实现患者对疾病知识的深入了解，提高疾病自我管理能力，培养良好的健康态度与健康素养，改善患者的健康结果，实现患者间价值创造。

最后，以壹心理、微医为代表的在线医患平台以医患间交互为中心，在平台上医生可以通过平台注册与信息维护、服务定价、发表文章、回复评价等方式与患者进行交互，满足患者对医疗服务的需求，从而获取相应的回报；患者则通过线上问诊、预约挂号、填写主诉、诊后评价等交互形式获取医疗服务与提供反馈。在线医患平台主要包括在线健康咨询平台与问答平台，具有不受时空限制、服务形式多样化、交互信息公开等特点，对医患沟通成本的降低、沟通效率的提高、沟通质量的改善具有促进作用，患者通过与医生（或其他专业咨询师）进行交互，获取自身所需的诊疗服务，帮助改善健康结果，医生从中获取经济与社会回报，这一过程促进了医患间的价值创造。

目前国内外相关学者针对在线健康平台不同的参与主体开展了一系列研究，根据交互主体可分为三个方面。首先，在在线医患平台方面，现多聚焦于研究医患交互行为的影响机制，并深入探讨了医生整合服务渠道、生成描述型与演示型信号、开通在线咨询服务和多种来源的服务评价等因素对医生绩效的影响，以及医生信息情感支持提供、多阶段服务过程与在线咨询服务价格等因素对患者满意度的影响。其次，在在线患者平台方面，现有研究发现在传统线下医疗模式下，健康信息获取和提供的成本很高，尤其是对于慢性病管理而言。患者通过在线健康平台可获取必要的社会支持，提高健康自我管理能力，改善健康态度与健康素养，实现社会价值的创造。现有研究还探索了健康焦虑用户的情感具体特征与分类方式、病耻感对患者参与在线交互的影响效用，以及患者关注的健康信息会随疾病不同的发展阶段而动态演化的特征。最后，在在线医生平台方面，当前研究探索了医生平台中意见领袖发布内容传播力的具体影响因素，并分析了平台中知识生态系统的演化及知识流动规律，证实了医生平台在促进医学知识在医生群体中跨区域流动，提升医疗资源不足地区医生临床能力方面的重要作用。

1.3 面向多主体交互模式的价值创造

价值的核心是体验，Lusch 和 Vargo（2006）认为只有被利用的价值才有意义，而用户体验与感知对于价值决定具有重要意义，因此，用户体验是价值创造的基础。尽管价值创造没有明确的定义，但服务主导逻辑通常将其视为共同创造，因为它强调一个过程，包括服务提供商和用户的行动。因此，服务提供商和用户始终被视为价值的共同创造者。服务主导逻辑则认为用户通过将自身拥有的知识、相关技术和经验投入到服务开发的过程中去，优化服务质量，从而实现价值的创造。用户主导逻辑认为由于互联网的出现，用户越来越多地与产品和服务的提供商进行积极与明确的对话，这从根本上改变了市场的动态。用户间的互动不仅创造了用户体验，还使得用户成为价值的创造者。服务主导逻辑与用户主导逻辑均拓展了先前认为价值只由服务提供商创造的产品主导逻辑，并认为价值是由用户和服务提供者在服务过程中共同创造。简言之，价值创造是在服务过程中，不同参与主体通过交互协作实现资源的整合，进而实现价值创造这一目的行为。

在线健康平台等移动医疗服务是传统医疗服务模式的创新，在用户主导逻辑与服务主导逻辑的背景下，在线健康平台中多主体间的价值创造是指平台与在线健康服务利益相关者之间通过互动，提供差异化的医疗与信息服务，实现服务体验的优化，满足用户多样化的需求，为参与交互的主体创造价值的过程，也是涉及医患多主体参与的复杂协同过程。同时，在不同类型的在线健康平台中，不同的参与者有不同的价值需求。例如，在医患平台中，患者的主要价值需求是获得更好的医疗服务以改善其健康结果，而医生的价值需求是获得经济和社会回报。平台与医生作为服务提供方，通过提供交互服务设计和在线健康咨询服务来满足患者对医疗服务的需求，改善患者的健康结果。患者通过购买相应的医疗咨询服务实现服务价值创造的同时，医生也在这一交互过程中获得了必要的经济与社会回报，进而实现医患间价值的共同创造。在患者平台中，患者主要的价值需求是获得必要的社会支持，以提高健康自我管理能力，进而改善健康结果。患者在平台中与其他具有相似疾病的患者通过交流协作，获取必要的信息与情感支持，同时，也向其他患者传递了相应的信息与情感支持，从而实现患者间信息与情感价值的创造。在医生平台中，实现医疗知识共享、获取职业发展的相关知识、提升临床专业能力成为医生主要价值需求。医生在平台中与来自不同区域、医院的医生进行互动，平台中的医生在获取相应的专业知识，满足其在学术交流、病例讨论、用药指导和职业发展等方面的需求的同时，还通过持续的知识贡献行为来回馈其他医生，推动平台中知识总量的不断增加，提高医生的专业能力，实现医生间能力价值的创造。

在医疗服务参与主体间价值创造方面，相关研究从以患者为中心的服务创新角度出发，基于价值创造理论视角，对移动医疗服务中医患互动所创造的效率价值、功能价值、情感价值和社会价值进行了探索。有学者以在线医患平台为案例，构建医患互动过程中平台价值创造模型，归纳出价值创造的主要维度包括：信息价值、功能价值、经济价值与社会价值。赵雪芹等（2023）从在线患者平台出发，研究患者互动过程中平台价值创造，发现其产生的社会价值、知识价值与文化价值等三种不同类型的价值互相共存。另外，部分研究发现在线健康平台克服时空间障碍，缩小因地理位置分布导致医疗资源可及性差异，且在一定程度上缓解了不同地区医生间、患者间以及医患双方间的信息不对称问题。例如，在线患者平台将健康信息从城市传递到农村，提高农村地区患者的健康能力，缩小医疗资源差异较大地区间的健康差距，推动了患者间价值创造的实现。同时，受到在线医生平台的影响，显性医学知识与隐性医学知识在医疗资源发达与欠发达地区间的转移，推动了医生间价值创造的实现。在线医患平台使得欠发达地区的患者能够接触到优质医疗服务，实现低成本的跨区域医疗，证明了医疗服务在不同区域的流动，也推动了医患间价值创造的实现。

本章参考文献

刘刊，周宏瑞，侯月婷. 2022. 共享医疗平台如何实现价值共创？——一个探索性单案例研究. 管理评论，34（11）：337-352.

赵雪芹，吴鹏，胡慧慧. 2023. 基于集体价值创造的在线健康社区价值共创行为研究：以“百度抑郁症吧”为例. 情报科学，41（3）：109-118.

Chen L T，Baird A，Straub D. 2019. Fostering participant health knowledge and attitudes：an econometric study of a chronic disease-focused online health community. Journal of Management Information Systems，36（1）：194-229.

Deng Z H，Deng Z H，Liu S，et al. 2023. Knowledge transfer between physicians from different geographical regions in China's online health communities. Information Technology and Management，19：1-18.

Fan W J，Zhou Q Q，Qiu L F，et al. 2023. Should doctors open online consultation services？An empirical investigation of their impact on offline appointments. Information Systems Research，34（2）：629-651.

Goh J M，Gao G D，Agarwal R. 2016. The creation of social value：can an online health community reduce rural-urban health disparities？. MIS Quarterly，40（1）：247-263.

Grönroos C，Voima P. 2013. Critical service logic：making sense of value creation and co-creation. Journal of the Academy of Marketing Science，41（2）：133-150.

Guo S S，Guo X T，Fang Y L，et al. 2017. How doctors gain social and economic returns in online health-care communities：a professional capital perspective. Journal of Management Information Systems，34（2）：487-519.

Huang K Y，Chengalur-Smith I，Pinsonneault A. 2019. Sharing is caring：social support provision and companionship activities in healthcare virtual support communities. MIS Quarterly，43（2）：395-424.

Hwang E H，Guo X T，Tan Y，et al. 2022. Delivering healthcare through teleconsultations：implications for offline healthcare disparity. Information Systems Research，33（2）：515-539.

Lusch R F，Nambisan S. 2015. Service innovation：a service-dominant logic perspective. MIS Quarterly，39（1）：155-176.

Lusch R F，Vargo S L. 2006. Service-dominant logic：reactions，reflections and refinements. Marketing Theory，6（3）：281-288.

Tan H Y，Zhang X F，Yang Y F. 2023. Satisfaction or gratitude？Exploring the disparate effects of physicians' knowledge sharing on patients' service evaluation in online medical consultations. Information Systems Journal，33（5）：1186-1211.

Vargo S L，Lusch R F. 2004. Evolving to a new dominant logic for marketing. Journal of Marketing，

68（1）：1-17.

Wang Q L，Qiu L F，Xu W. 2023. Informal payments and doctor engagement in an online health community：an empirical investigation using generalized synthetic control. Information Systems Research，35（2）：706-726.

Yan L，Tan Y. 2014. Feeling blue？Go online：an empirical study of social support among patients. Information Systems Research，25（4）：690-709.

Zhou J J，Kishore R，Amo L，et al. 2022. Description and demonstration signals as complements and substitutes in an online market for mental health care. MIS Quarterly，46（4）：2055-2084.

第二篇　医生间价值创造

第2章　医生价值创造行为的前因与后果

作为在线医疗服务的重要组成部分，在线健康平台可以缓解医疗资源供需失衡问题，提高患者满意度，为医生带来经济和社会回报，缩小不同地区间的健康差距，为社会价值创造做出贡献。在线健康平台不仅促进了医患之间、患患之间的互动，还有力地推动了不同地区医生之间的互动。除患者外，医生等医疗保健从业者也需要与健康相关的专业知识。基于医医互动的在线健康平台可以促进知识共享，帮助初级或见习医生、医学生和医疗保健专家获得所需的专业知识，并有助于提高医疗保健服务提供者的专业水平和公共福利。

然而，知识贡献不足仍是此类在线健康平台面临的一个重要问题。在线健康平台的可持续性发展在很大程度上取决于能否有效促进信息交流和维持平台内高质量的信息流动。这种信息交流不仅对在线健康平台的长期发展具有重要意义，还能提高医生在平台中的声誉，帮助他们获得社会效益。尽管学术界对一般在线平台中的信息交流已展开深入探索，但目前对基于医医互动的在线健康平台中的信息交流却知之甚少。同时以往研究主要关注患患、医患信息交流行为，忽略了医医信息交流行为。基于此背景，本章从实证角度探讨医医信息交流行为的前因，以及这种行为对平台用户社会效益的影响，在理论上丰富在线健康平台用户交流行为的研究成果。理解在线健康平台用户信息交流行为的前因后果，可以为平台运营者和使用者提供实践指导，有利于基于医医互动的在线健康平台的可持续发展。

2.1　研 究 现 状

在不同类型的在线健康平台中，不同的参与者有着不同的收益。例如，在线医患健康平台中，患者的主要收益是获得更好的医疗服务来改善健康状况，而医生的主要收益则是获得经济和社会回报。在线患患健康平台中，患者用户的主要收益是获得社会支持来提高健康自我管理能力，达到更高的健康素养水平。在线医医健康平台中，社区和参与者都能从中获得社会效益。对于医生和其他专业人士来说，在线健康平台提供了一个有效的社会声誉系统。声誉是体现医疗服务质量的重要指标，被认为是医生最宝贵的属性。声誉作为社会效益的一种表现形式，能够为医生能力树立正面积极的形象，这也是医生品牌价值的直观体现。在以医生互动为基础的在线健康平台中，除了吸引潜在患者外，品牌价值高的医生更容易从平台直播等活动中获得经济利益。同时，医生的声誉越高，意味着其知识贡献水平越高，有助于缓解平台中知识贡献不足的问题，促进平台的持续发展，为平台带来持久的利益。在线健康平台中，社会效益还强调医疗服务体系中主要参与人员的积极参与。因此医生平台声誉的提高是在线医医健康平台社会效益的重要体现，对于平台的可持续发展至关重要。

由于医疗服务行业的特殊性，以医生为主导的在线健康平台的一个重要特征就是专业性。在这些平台中，医生可以与其他专业人士进行互动，以满足他们的需求，如学术交流、病例讨论、用药指导和职业发展。已有研究发现在线健康平台中的专业资本会积极影响社会效益，提高患者的健康素养和健康态度，缩小城乡健康差距，以及提高患者满意度。

尽管学术界已对在线健康平台展开广泛研究，但研究缺口依然存在。尤其是对社会资本、信息相关特征、社会交换行为和用户社会效益之间关系的了解仍然有限。同时基于医医互动的在线健康平台的研究也较少。当平台用户是以具备高水平专业知识的医生为主时，如何提高医生在平台中的声誉并获得社会效益，如何更好地推动医生在平台中的社会互动行为，促进平台的可持续发展等关键问题还有待解决。因此，本章聚焦于在线医医健康平台，提出了一个基于社会关系（社会资本理论）和信息相关特征的综合理论模型来解释信息交流行为的前因后果。

2.2　模型与假设

本章探讨了信息相关特征和社会资本对于用户信息交流行为的影响，以及信息交流行为在社会效益中发挥的作用。除此之外，本章还进一步考察了讨论组类别是否能够发挥调节作用，以及信息交流行为是否具有中介作用。这就构建了一个包含五个主要要素的概念模型：①信息相关特征；②用户社会资本；③信息交流行为；④社会效益；⑤讨论组类别。模型细节如图 2-1 所示。

2.2.1　信息相关特征对信息交流行为的影响

对虚拟平台的用户而言，个体和群体层面的变量均是虚拟平台用户参与行为的重要驱动因素。在本章的研究情景下，信息相关特征，即捕捉平台内容和互动特征的信息质量与响应时间，可能会对用户的参与行为产生影响。因此作为在线健康平台用户参与的重要方式，用户信息支持的提供和接收将受到信息相关特征的影响。

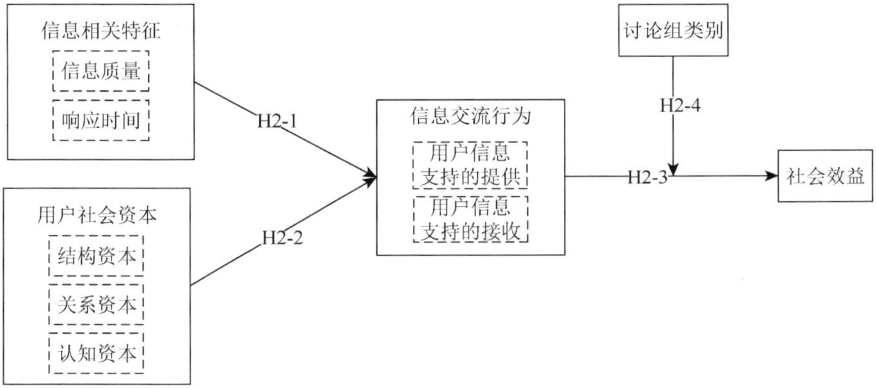

图 2-1　研究模型

信息质量是指用户根据其使用信息系统的经验对在线健康平台提供的信息的评价。由于在线健康平台提供疾病知识、学术交流和用药指导，信息质量还涉及用户对系统中信息特征和呈现方式的感知。然而，不同于传统信息系统，在线健康平台中的大部分信息都是由用户自身在信息交流过程中产生的。因此，在线健康平台用户对于信息质量的感知可能会不同。由于大部分信息都来自在线健康平台中的陌生用户，信息质量可能是用户最关心的问题。信息质量越高，用户的信息交流行为也就越积极。以往研究发现，较低的信息质量会增加用户的信息搜索和处理成本。用户可能会浪费大量的时间和精力阅读无用的帖子，而过时或无用的帖子会加大用户找到他们所需要的高质量和有价值的信息的难度。一些帖子中的信息可能存在偏见，还可能会误导讨论的发展。此外，过多来自公众的低质量帖子会淹没高质量帖子，不利于用户在讨论组中进行信息交流。高质量的帖子和讨论将使用户获得更高的参与价值，帮助用户更好地了解在线健康平台中的话题，并获得其他用户的支持，进而促进信息交流行为。

互动性是指平台能够促进用户在线直接互动的程度。在线健康平台中互动性应得到重视和鼓励，因为积极的用户互动对于在线平台的信息交流至关重要。作为一个信息交流平台，在线健康平台能够为所有用户提供需要的信息，这也是衡量响应时间的一个重要标准。本章选择响应时间（即讨论组中帖子的回复时间）来衡量在线健康平台的互动性。在线健康平台中线程回复时间越短，说明该平台的用户参与越积极，互动性越好，这可能会对用户在讨论组中的信息交流行为产生积极影响。综合上述，提出如下假设。

H2-1a：信息质量正向影响用户信息支持的提供与接收。

H2-1b：响应时间正向影响用户信息支持的提供与接收。

2.2.2 结构资本、认知资本、关系资本和信息交流行为

在线健康平台的用户不仅仅是在寻找其所需要的信息，还将这些平台视为与他人建立社交关系的地方。根据社会资本理论，人与人之间的社会关系可以产生资源。已有研究证实，社会资本可以促进在线平台的资源交换和知识创造。由于在线医医健康平台不同于传统的在线平台，成员之间的互动更加专业化，但用户社会资本在促进平台内医生之间知识交流方面的作用尚不明确。因此，本章将结构资本、认知资本和关系资本作为与信息交流行为相关的用户社会资本的三个维度，以进一步探讨在线医医健康平台中用户社会资本与信息交流行为之间的关系。

在线健康平台增加了用户与他人建立新联系和加强现有虚拟联系的机会，这有助于用户社会资本的提升。有研究表明，在在线健康平台中建立的结构性社会资本会增加用户向平台提供和从平台获得的信息支持量。本章采用用户的中介中心度（betweenness centrality）来衡量结构资本。在在线健康平台中，中心度是指参与者与社交网络的连接程度，在促进知识分析和有效交流方面发挥着重要作用。较高的中心度可以激励用户与其他用户保持更加频繁和广泛的交流与互动。具有高水平结构资本的平台成员与他人的联系更紧密，参与平台活动的机会也更多。因此，本章提出了平台用户的结构资本与信息交流行为正向相关的假设。

认知资本是指帮助网络用户理解他人感受的认知能力。当个体具备必要的能力来解释对方的需求、评估交流的背景、知道分享什么以及如何分享时，资源交流就更有可能发生。研究发现，特定的专业知识对于个体为在线平台做出贡献至关重要。医生和其他专业人士参与在线健康平台是为了获取他们需要的信息。特定专业知识是认知资本的重要组成部分。特定的专业知识涉及知识交流的内容。在在线健康平台中，特定的专业知识也会随着信息交流行为的变化而变化，而且个体能够通过互动提高自己的专业知识。同时，随着个体特定专业知识的提高，信息交流能力也会随之提高。因此，本章认为认知资本同样会正向影响在线健康平台用户的信息交流行为。

关系资本代表平台成员之间牢固的关系纽带，是一种具有强烈和积极特征的虚拟社会关系。具有相似兴趣或背景的个体会发展出更高水平的社会资本，从而与他人建立并保持同伴关系。这些较强的关系为知识交流提供了重要的环境条件，使信息能够通过现有的社会关系流动起来。在在线健康平台中，关系资本可激励成员分享信息。牢固的关系纽带可以减轻人们在分享有用信息时的顾虑，营造合作氛围，增强对集体利益的责任感。拥有高水平关系资本的成员能够非常积极地为其他成员提供信息支持，同时也能获得更多的信息支持。因此，本章同样假设在线健康平台用户的关系资本正向影响信息交流行为。综合上述，提出以下假设。

H2-2a：结构资本正向影响用户信息支持的提供与接收。
H2-2b：认知资本正向影响用户信息支持的提供与接收。
H2-2c：关系资本正向影响用户信息支持的提供与接收。

2.2.3 信息交流行为对社会效益的影响

与营销过程类似，信息交流过程也是客户参与的过程，这可能会带来平台与客户之间的社会效益。在在线健康平台中，医生和其他专业人士可以通过信息交流行为获得社会效益。社会互动是信息和资源流动的重要渠道。在线健康平台用户与平台成员之间频繁的信息交流是用户获取利益的重要途径。医生和其他专业人员能够通过信息交流获取并提供必要的信息支持，信息支持交流的过程也是医生能力的体现。在在线健康平台中，医生的价值可以通过互动频率来评估。频繁的社会支持交换意味着平台对医生能力的认可，最终导向医生声誉的提高。这可视作医生社会效益的获得。医生提供信息支持不仅是医生参与在线健康平台意愿的表现，还是医生专业能力的体现。已有研究证实，医生参与在线健康平台的意愿和能力有助于其社会效益的获得。因此，提供信息支持有助于提高医生的社会效益。此外，医生在平台中接收到的信息支持量代表了医生提出的话题在平台中得到的认可程度。这不仅意味着医生自身信息需求的满足，也意味着其他成员从该话题中获得所需信息可能性的增加，从而有助于增加平台知识，提高医生在平台中的认可度，为医生带来社会效益。因此，本章做出如下假设。

H2-3a：用户信息支持的提供正向影响社会效益。
H2-3b：用户信息支持的接收正向影响社会效益。

2.2.4 讨论组类别的调节作用

本章依据讨论组关注内容的不同将其划分为临床医学讨论组和非临床医学讨论组。临床医学讨论组聚焦于疾病知识、用药指导、疾病治疗等内容的交流，而非临床医学讨论组侧重于医生职称、论文写作、考试信息等内容的交流。在线医医健康平台用户的信息需求并不局限于疾病知识，而是更倾向于与拥有高级职称的医生进行学术研究、职业规划、经验交流等方面的讨论与交流。然而，临床讨论组的主题通常涉及更多能够提高实践能力的具体专业知识，而用户的专业知识则是个人健康领域知识深度和广度的体现。参与临床医学讨论组通常需要高水平的医学专业知识，这有助于提高用户互动质量和患者满意度，并将进一步提高其他用户对医生的认可度。因此，讨论组类别可能会影响个体信息交流行为与社会效益之间的关系。本章提出如下假设。

H2-4a: 临床医学讨论组正向调节用户信息支持的提供与社会效益之间的积极关系。

H2-4b: 临床医学讨论组正向调节用户信息支持的接收与社会效益之间的积极关系。

2.3 方　　法

2.3.1 研究背景

本章从中国最大的在线医生平台丁香园中收集数据，该平台也是中国最大的聚焦医生之间互动的在线平台。该平台于 2000 年上线，截至 2021 年 6 月已服务超 1 亿名普通用户和 550 万名专业用户，其中包括 210 万名医生用户。选择该平台作为本章具体研究情境的原因如下。首先，该平台是中国著名的在线医医健康平台。医生可以就学术交流、疾病治疗、用药指导、职业发展等问题在平台中进行便捷高效的在线交流。因此，该平台深受医生的青睐。其次，该平台有许多不同的讨论组供医生参与，为医生互动提供了便利的机会与渠道。医生间的在线互动是基于文本的方式进行的，这会产生大量的非结构化文本数据，为本章的研究提供了所需的数据。

2.3.2 数据收集

本章聚焦于在线健康平台医医互动，以及与讨论组和社会效益相关的信息。因此，本章的数据收集过程分为三个步骤。首先，在 2020 年 10 月获取用户的基本信息（如平台认证、主题、回复、评分、关注者等）和讨论组的基本信息（如主题和回复）。其次，进一步收集了 2020 年 10 月至 2021 年 4 月丁香园平台上的互动数据。最后，收集了 2021 年 4 月至 2021 年 8 月用户的得分和讨论组规模。为了更好地观察个体的信息交流行为，本章剔除了未参与任何信息交流的用户，同时信息不完整的观察项也均被删除，以确保结果的可靠性。剔除无效观察项后，共获得包含 4424 个用户样本的数据集。

2.3.3 变量测量

1. 因变量

研究模型的因变量为社会效益（SocialBenefit）。在专业的在线健康平台中，用户发布原创知识经验、转载更高价值信息、参与讨论案例、为在线健康平台发展建言献策等帖子，然后平台管理员会对每个帖子进行评分（评分范围为 1～5）。用户发帖的累计评分将作为该用户的得分。分数越高，说明该用户的主题得到了平台其他人的认可度越高，也就意味着该用户在平台中的价值得到了实现。分数越高，不仅意味着用户在平台中的声誉越高，还可以浏览需要访问的内容、下载需要的资料等。因此，本章利用用户在一段时间内得分的增量来衡量社会效益。

2. 自变量

自变量包括用户信息支持的提供（Individual InfoP）、用户信息支持的接收（Individual InfoR）、信息质量（InfoQ）、响应时间（ResT）、结构资本（StruC）、关系资本（RelaC）和认知资本（CognC）。用户信息支持的提供是通过用户在一段时间内主动发起的主题和对其他主题的回复数量来衡量的。用户信息支持的接收则是通过用户在一段时间内收到的回复数量来衡量的。信息质量是通过用户参与的讨论组主题中专业术语的平均数量来衡量的。临床医学讨论组和非临床医学讨论组中都有大量的医学术语。除医学术语外，还从非临床医学讨论组中随机抽取了 3000 条主题词，并对抽取的主题词进行了人工标记，提取了专业术语，如与医生职称晋升、学术论文、学术会议相关的术语，并将提取的新专业术语添加到语料库中。然后使用文本挖掘技术来量化讨论组的信息质量。文本挖掘的过程包括文本数据采集、数据清洗、人工标记语料、分词、去除停滞词和术语识别。为确保文本挖掘的准确性，随机选取 1000 条记录，并借人工进行术语识别。然后将人工识别的结果与文本挖掘的结果进行比较，结果证实文本挖掘的准确率高达 97.2%。响应时间是通过用户参与的讨论组线程的平均响应时间来衡量的。然而，在线健康平台用户通常会参与多个讨论组的交流。因此使用用户参与特定讨论组的频率乘以该讨论组的信息质量和响应时间，并将结果求和，以综合捕捉用户参与多个讨论组下的信息相关特征。计算公式如下所示：

$$\mathrm{InfoQ}_{i,t_1}=\sum_{i=1}^{n_i}\frac{a_{i,j,t_1}}{b_{i,t_1}}\mathrm{InfoQ}_{j,t_1} \tag{2-1}$$

$$\mathrm{ResT}_{i,t_1}=\sum_{i=1}^{n_i}\frac{a_{i,j,t_1}}{b_{i,t_1}}\mathrm{ResT}_{j,t_1} \tag{2-2}$$

其中，n_i 为用户 i 在 t_1 时期参与的讨论组数量；b_{i,t_1} 为用户 i 在 t_1 时期的信息交流行为量；a_{i,j,t_1} 为用户 i 在 t_1 时期、在讨论组 j 中的信息交流行为量；InfoQ_{j,t_1} 和 ResT_{j,t_1} 则为讨论组 j 在 t_1 时期的信息质量和响应时间。

本章将社会资本划分为以下三个维度：结构资本、关系资本和认知资本。中介中心度被用于衡量在线健康平台用户的结构资本，其表示用户在平台互动网络中处于中间位置的程度。用户的粉丝数量被用于衡量关系资本，粉丝越多，用户在平台中的关系资本就越高。在在线健康平台中，医生通常被认为具有较高的专业知识，即认知资本。将用户是否为平台认证医生作为认知资本的衡量标准，分为两个层次：医生或其他用户。

3. 调节变量

调节变量为讨论组类别（ClinI），其中 1 代表临床医学讨论组，0 代表非临床医学讨论组。

4. 控制变量

为了排除其他因素对研究结果的干扰，进一步控制了通过用户参与在线健康平台的年限来衡量的平台加入时间（Itime）以及代表了其他用户对焦点用户兴趣程度的用户帖子的收藏量（Collected）。主要变量（包括因变量、自变量、调节变量和控制变量）的定义如表 2-1 所示。

表 2-1　变量定义

变量				定义
因变量	社会效益		SocialBenefit	连续变量；用户在 t_3 时期评分的增量
自变量	用户信息支持的提供		Individual InfoP	连续变量；用户在 t_2 时期主动发起的主题以及对其他主题予以回复的总和
	用户信息支持的接收		Individual InfoR	连续变量；用户在 t_2 时期接收到的来自其他用户回复的总和
	信息相关特征	信息质量	InfoQ	连续变量；用户在 t_1 时期参与的讨论组中每个帖子的专业术语数量的均值
		响应时间	ResT	连续变量；用户在 t_1 时期参与的讨论组中每个帖子的响应时间的均值
	用户社会资本	结构资本	StruC	连续变量；用户在社交网络中 t_1 时期的中介中心度
		关系资本	RelaC	连续变量；用户在 t_1 时期的粉丝数量
		认知资本	CognC	用户是否为平台认证医生的分类变量；1 表示认证医生，否则为 0
调节变量	讨论组类别		ClinI	分类变量；用户在 t_1 时期参与最多的讨论组类别；临床医学讨论组为 1，否则为 0
控制变量	平台加入时间		Itime	连续变量；用户成为平台成员的年数
	用户帖子的收藏量		Collected	连续变量；用户帖子被其他用户收藏的数量

2.3.4　数据处理

数据处理具体包括三个步骤。首先，使用文本分析技术从不同讨论组的非结构化文本中提取信息质量。文本挖掘过程包括文本数据采集、数据清理、人工标记语料库、分词、删除停滞词和医学术语识别。其次，借助社会网络分析软件包 Pajek 来量化结构资本，根据发帖-回复关系计算中介中心度。最后，使用 R 软件包进行实证分析，探讨信息交流行为对社会效益的影响，以及信息交流行为在信息相关特征、用户社会资本和社会效益关系中所起的中介作用。本章采用回归模型进行实证分析。首先，验证了信息相关特征和用户社会资本对个体信息交流行为的影响。其次，检验了个体信息交流行为对社会效益的影响。再次，将调节变量引入实证模型。最后，探讨了信息交流行为的中介效应。

信息相关特征和用户社会资本对用户信息交流行为影响的实证模型如下，其中 t_1、t_2 和 t_3 分别对应 2020 年 10 月、2020 年 10 月至 2021 年 4 月以及 2021 年 4 月至 2021 年 8 月这三个数据收集期：

$$\begin{aligned}\text{Individual InfoP}_{i,t_2} = {} & \beta_{I,0} + \beta_{I,1}\text{InfoQ}_{i,t_1} + \beta_{I,2}\text{RestT}_{i,t_1} \\ & + \beta_{I,3}\text{StruC}_{i,t_1} + \beta_{I,4}\text{RelaC}_{i,t_1} + \beta_{I,5}\text{CognC}_{i,t_1} \\ & + \beta_{I,6}\text{Itime}_{i,t_1} + \beta_{I,7}\text{Collected}_{i,t_1} + \varepsilon_{I,i}\end{aligned} \tag{2-3}$$

$$\begin{aligned}\text{Individual InfoR}_{i,t_2} = {} & \beta_{I,0} + \beta_{I,1}\text{InfoQ}_{i,t_1} + \beta_{I,2}\text{RestT}_{i,t_1} \\ & + \beta_{I,3}\text{StruC}_{i,t_1} + \beta_{I,4}\text{RelaC}_{i,t_1} + \beta_{I,5}\text{CognC}_{i,t_1} \\ & + \beta_{I,6}\text{Itime}_{i,t_1} + \beta_{I,7}\text{Collected}_{i,t_1} + \varepsilon_{I,i}\end{aligned} \tag{2-4}$$

第二个实证模型考察了用户信息交流行为对社会效益的影响，如下所示：

$$\begin{aligned}\text{SocialBenefit}_{i,t_3} = {} & \beta_{I,0} + \beta_{I,1}\times\text{Individual InfoP}_{i,t_2} + \beta_{I,2}\times\text{Individual InfoR}_{i,t_2} \\ & + \beta_{I,3}\times\text{Individual InfoP}_{i,t_2}\times\text{ClinI}_{i,t_2} + \beta_{I,4}\times\text{Individual InfoR}_{i,t_2} \\ & \times\text{ClinI}_{i,t_2} + \beta_{I,5}\times\text{Itime}_{i,t_2} + \beta_{I,6}\times\text{Collected}_{i,t_2} + \varepsilon_{I,i}\end{aligned} \tag{2-5}$$

第三步是根据上述实证模型分析信息交流行为的中介效应。

2.4　结　　果

2.4.1　描述性统计分析

变量的描述性统计分析如表 2-2 所示，具体报告了分类变量的频率和百分比，连续变量的均值和标准差。研究样本中，43.9%的用户为医生（$N=1940$），56.1%为其他用户（$N=2484$）。51.9%（$N=2295$）的用户参与了临床医学讨论组，48.1%（$N=2129$）的用户参与了非临床医学讨论组。用户的平均平台加入时间为 7.733 年（SD = 4.501）。本章在主要分析中对所有变量进行了标准化处理。

表 2-2　描述性统计分析（N= 4424）

变量		均值	标准差	N	占比/%	VIF
因变量	SocialBenefit	0.761	1.329			2.933
自变量	Individual InfoP	3.705	1.804			9.194
	Individual InfoR	3.346	1.818			3.477
	InfoQ	10.935	4.696			1.013
	ResT	5.609	2.612			1.010
	StruC	2.008	1.085			1.483
	RelaC	2.377	1.810			3.846
	CognC					1.080
	医生			1940	43.9	
	其他用户			2484	56.1	
调节变量	ClinI					1.176
	临床医学讨论组			2295	51.9	
	非临床医学讨论组			2129	48.1	
控制变量	Itime	7.733	4.501			1.676
	Collected	4.970	0.912			4.283

注：VIF 表示 variance inflation factor，方差膨胀因子

2.4.2　实证结果

表 2-3 展示了信息相关特征和用户社会资本对用户信息交流行为的影响。信息相关特征和用户社会资本对用户信息支持的提供和用户信息支持的接收有显著影响。其中，信息质量显著且正向影响用户信息支持的提供（$\beta = 0.028$，$p<0.05$，模型 2）与接收（$\beta = 0.023$，$p<0.1$，模型 4）。因此，H2-1a 得到了支持。响应时间对用户信息支持的提供有显著的负面影响（$\beta = -0.106$，$p<0.01$，模型 2），但对用户信息支持的接收没有显著影响。也就是说，响应时间越短，提供的信息支持越高。因此，H2-1b 得到部分支持。

表 2-3　信息交流行为回归结果

变量	模型 1	模型 2	模型 3	模型 4
	Individual InfoP		Individual InfoR	
InfoQ		0.028^{**}		0.023^{*}
		（0.012）		（0.014）
ResT		-0.106^{***}		−0.062
		（0.038）		（0.044）

续表

变量	模型 1	模型 2	模型 3	模型 4
	Individual InfoP		Individual InfoR	
StruC		0.003***		0.005***
		（0.0004）		（0.001）
RelaC		0.677***		0.699***
		（0.010）		（0.011）
CognC		0.106***		–0.072**
		（0.030）		（0.034）
Itime	0.210***	0.105***	0.163***	0.055***
	（0.005）	（0.003）	（0.006）	（0.004）
Collected	0.014	0.058*	0.015	0.020
	（0.009）	（0.031）	（0.010）	（0.035）
常数项	2.020***	1.216***	2.017***	1.220***
R^2	0.273	0.722	0.163	0.642
样本量	4424	4424	4424	4424
F 值	832.340***	1645.946***	431.191***	1136.168***

注：本表报告了标准化系数；括号内为标准误

***表示 $p<0.01$，**表示 $p<0.05$，*表示 $p<0.1$

关于用户社会资本，结构资本正向且显著影响用户信息支持的提供（$\beta=0.003$，$p<0.01$，模型 2）与接收（$\beta=0.005$，$p<0.01$，模型 4）。关系资本也正向且显著影响用户信息支持的提供（$\beta=0.677$，$p<0.01$，模型 2）与接收（$\beta=0.699$，$p<0.01$，模型 4）。认知资本对于用户信息支持的提供有着显著的正向影响（$\beta=0.106$，$p<0.01$，模型 2），但对用户信息支持的接收有着显著的负向影响（$\beta=-0.072$，$p<0.05$，模型 4）。这些结果表明，平台中认知资本较低的用户获得了更多的信息支持，反映了在线健康平台中的信息流向。因此，H2-2a 和 H2-2b 得到支持，H2-2c 得到部分支持。

接下来，检验了用户信息交流行为对社会效益的影响。结果如表 2-4 所示。用户信息支持的提供（$\beta=0.207$，$p<0.01$，模型 6）和接收（$\beta=0.166$，$p<0.01$，模型 6）对社会效益均具有显著的正向影响。因此，H2-3a 和 H2-3b 得到支持。

表 2-4　社会效益回归结果

变量	模型 5	模型 6
	SocialBenefit	
Individual InfoP	0.288***	0.207***
	（0.013）	（0.018）

续表

变量	模型 5	模型 6
	SocialBenefit	
Individual InfoR	0.180***	0.166***
	（0.012）	（0.018）
ClinI		–0.775***
		（0.060）
Individual InfoP×ClinI		0.182***
		（0.024）
Individual InfoR×ClinI		0.012
		（0.024）
Itime	0.077***	0.075***
	（0.003）	（0.003）
Collected	0.028***	0.027***
	（0.005）	（0.005）
常数项	–1.163***	–1.296***
R^2	0.600	0.615
样本量	4424	4424
F 值	1659.649***	1011.688***

注：本表报告了标准化系数；括号内为标准误

***表示 $p<0.01$

临床医学讨论组的社会效益较低（$\beta=-0.775$，$p<0.01$，模型 6）。临床医学讨论组正向调节用户信息支持的提供对社会效益的影响（$\beta=0.182$，$p<0.01$，模型 6）。因此 H2-4a 得到支持。临床医学讨论组对用户信息支持的接收的调节作用不显著。因此，H2-4b 未得到支持。

2.4.3　中介效应检验结果

本章借助 SPSS 20 完成中介效应的检验。结果如表 2-5 所示。

表 2-5　中介效应检验结果

变量	Individual InfoP		Individual InfoR	
	$a\times b$	c	$a\times b$	c
InfoQ	0.0066***	0.0152***	0.0036***	0.0183***
	（0.0032，0.0102）	（0.0100，0.0205）	（0.0007，0.0067）	（0.0127，0.0238）

续表

变量	Individual InfoP		Individual InfoR	
	$a\times b$	c	$a\times b$	c
ResT	0.0109***	0.0228***	0.0058***	0.0279***
	（0.0045，0.0174）	（0.0133，0.0323）	（0.0006，0.0111）	（0.0179，0.0379）
StruC	0.0055***	0.0066***	0.0040***	0.0081***
	（0.0044，0.0072）	（0.0058，0.0074）	（0.0032，0.0050）	（0.0074，0.0089）
RelaC	0.1587***	0.2519***	0.0945***	0.3161***
	（0.1384，0.1793）	（0.2290，0.2747）	（0.0784，0.1109）	（0.2934，0.3388）
CognC	0.0573***	−0.0013	0.0099	0.0460
	（0.0233，0.0917）	（−0.0526，0.0500）	（−0.0206，0.0392）	（−0.0082，0.1001）

注：样本量为 4424；括号内为 95%的置信区间

***表示 $p<0.01$

用户信息支持的提供在信息质量（$a\times b\times c=0.0001$）、响应时间（$a\times b\times c=0.0002$）、结构资本（$a\times b\times c=0.000\,03$）、关系资本（$a\times b\times c=0.0400$）和社会效益间发挥补充中介作用。用户信息支持的接收同样在信息质量（$a\times b\times c=0.000\,07$）、响应时间（$a\times b\times c=0.000\,16$）、结构资本（$a\times b\times c=0.000\,03$）、关系资本（$a\times b\times c=0.0299$）和社会效益间发挥补充中介作用。用户信息支持的提供在认知资本与社会效益之间仅具有间接中介作用。

接下来，使用 R 软件包中的中介软件包来检验和绘制中介效应。实证结果如表 2-6 所示。具体而言，用户信息支持的提供具有显著的正向中介效应（间接效应 = 0.0192，$p<0.01$）。此外，用户信息支持的接收也具有积极的中介效应（间接效应 = 0.006 81，$p<0.01$）。用户信息支持的提供与接收的中介效应如图 2-2 所示。

表 2-6　中介效应检验的实证结果

中介变量	SocialBenefit		
	间接效应	直接效应	中介比例
Individual InfoP	0.019 2***	0.085 1***	0.184 5***
	（0.017 2，0.02）	（0.078 1，0.09）	
Individual InfoR	0.006 81***	0.097 04***	0.065 48***
	（0.005 53，0.01）	（0.092 18，0.10）	

注：样本量为 4424；括号内为 95%的置信区间

***表示 $p<0.01$

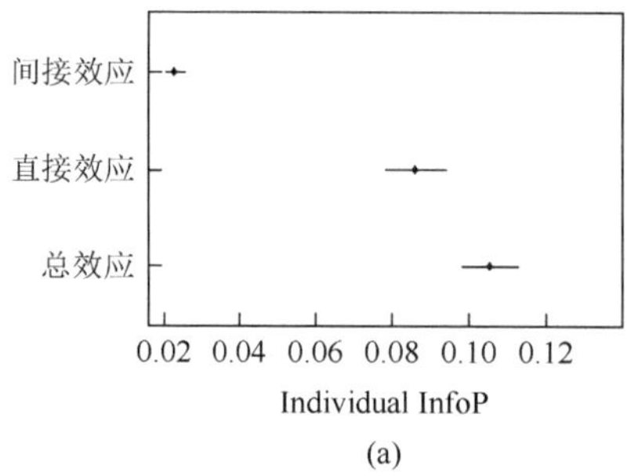

图 2-2　用户信息支持的提供与接收的中介效应

2.5 讨　　论

本章主要考察了在线医医健康平台中用户信息交流行为的前因后果。研究结果表明，除用户社会资本外，在线健康平台的信息相关特征也在信息交流中发挥着重要作用。研究发现，基于医医互动的在线健康平台具有不同于医患互动的独特特征。要想让平台和成员从信息交流中获益，关键是要激发成员参与信息交流的积极性，并为其创造更好的交流环境，从而推动社会效益的创造。

主要的研究发现如下。第一，揭示了信息质量和响应时间与用户信息支持的提供和接收之间的密切关系。信息质量越高和响应时间越短，系统就越有可能满足用户的需求，从而促进信息交流行为。以往的研究也发现了类似的结果。信息质量是影响用户在群体中获得信息支持的重要因素。群组信息质量越高，用户越有可能从群组中获得所需的信息，这也强调了信息质量在在线健康平台中的重要性。

第二，结构资本、关系资本和认知资本对用户信息支持的提供与接收有着显著影响。与以往的研究一致，结构资本是提供和接收信息支持的重要前因。结构资本较高的用户通常处于社会网络的中心，他们通过比其他人更广泛、更快速的信息接收和提供来施加影响。关系资本也是用户提供和接收信息支持的重要影响因素。关系资本涉及用户在平台中的人际关系，是社会认同的重要组成部分。关系资本越高的用户越会倾向于积极参与群体中的信息交流。有趣的是，认知资本对提供和接收信息支持有着不同的影响。认知资本高的用户更倾向于提供信息支持，但认知资本低的用户更倾向于接收信息支持，这证实了在在线健康平台中信息支持的流动性。

第三，信息交流行为促进了社会效益的提高，而讨论组类别具有调节作用。在线健康平台打破了时间和空间的障碍，促进了不同地区健康服务提供者之间的互动，有助于知识的跨地区流动。作为在线健康平台用户互动的主要形式，信息交流行为促进平台的知识贡献，有利于平台的可持续发展以及医生的声誉和品牌价值的提升。对于讨论组类别的不同调节作用，一种可能的解释是，医生和其他专业人员在在线健康平台中的信息需求不仅局限于疾病知识。他们可能也愿意积极参与其他类型的讨论组。而在临床医学讨论组中，由于大多数参与者都是专业人士，用户可以更快地实现平台声誉的提高。

第四，本章研究强调了信息交流行为在信息相关特征、用户社会资本和社会效益之间的中介效应。用户信息支持的提供与接收在信息相关特征与社会效益之间均具有正向中介效应，在用户社会资本与社会效益之间也具有正向中介效应。因此，在基于医患互动的在线健康平台中，信息交流行为发挥着重要的中介作用。

2.6 本章小结

本章基于强调医医互动的在线健康平台的数据，通过实证分析探讨了信息交流行为的前因后果，拓展了对在线健康平台中信息相关特征、用户社会资本、信息交流行为和社会效益的理解。结果表明，作为前因的用户社会资本和信息相关特征对用户信息支持的提供和接收有着重要影响。此外，用户信息支持的提供和接收对社会效益也有积极影响。更重要的是，不同的讨论组类别对信息交流行为和社会效益之间的关系具有不同的调节作用。此外，用户信息支持的提供和接收在信息相关特征、用户社会资本和社会效益之间发挥着重要的中介作用。这项研究为在线健康平台中信息交流行为和社会效益的理论与实践做出了贡献，并揭示了作为医疗服务提供者，医生与医生之间的互动在提升医生品牌价值和促进平台知识贡献方面的重要作用。

本章参考文献

Adler P S，Kwon S W. 2002. Social capital：prospects for a new concept. Academy of Management Review，27（1）：17-40.

Ardichvili A，Page V，Wentling T. 2003. Motivation and barriers to participation in virtual knowledge-sharing communities of practice. Journal of Knowledge Management，7（1）：64-77.

Brady M K，Cronin J J, Jr. 2001. Some new thoughts on conceptualizing perceived service quality：a hierarchical approach. Journal of Marketing，65（3）：34-49.

Brown J S，Duguid P. 2001. Knowledge and organization：a social-practice perspective. Organization Science，12（2）：198-213.

Butler B S. 2001. Membership size，communication activity，and sustainability：a resource-based model of online social structures. Information Systems Research，12（4）：346-362.

Chiu C M，Hsu M H，Wang E T G. 2006. Understanding knowledge sharing in virtual communities：

an integration of social capital and social cognitive theories. Decision Support Systems，42（3）：1872-1888.

Cropanzano R，Mitchell M S. 2005. Social exchange theory：an interdisciplinary review. Journal of Management，31（6）：874-900.

Gu B，Konana P，Rajagopalan B，et al. 2007. Competition among virtual communities and user valuation：the case of investing-related communities. Information Systems Research，18（1）：68-85.

Johnson S L，Safadi H，Faraj S. 2015. The emergence of online community leadership. Information Systems Research，26（1）：165-187.

Levin D Z，Cross R. 2004. The strength of weak ties you can trust：the mediating role of trust in effective knowledge transfer. Management Science，50（11）：1477-1490.

Ma M，Agarwal R. 2007. Through a glass darkly：information technology design，identity verification，and knowledge contribution in online communities. Information Systems Research，18（1）：42-67.

Nahapiet J，Ghoshal S. 1998. Social capital，intellectual capital，and the organizational advantage. Academy of Management Review，23（2）：242-266.

Nelson R R，Todd P A. 2005. Antecedents of information and system quality：an empirical examination within the context of data warehousing. Journal of Management Information Systems，21（4）：199-235.

Tsai W，Ghoshal S. 1998. Social capital and value creation：the role of intrafirm networks. Academy of Management Journal，41（4）：464-476.

Zhao X S，Lynch J G，Chen Q M. 2010. Reconsidering Baron and Kenny：myths and truths about mediation analysis. Journal of Consumer Research，37（2）：197-206.

第 3 章　医生价值创造行为的动态影响机制

以医生交互为主的在线健康平台有助于医生间能力价值的创造，为医疗资源匮乏地区的医生提供所需的专业知识，帮助实习医生获取职业发展所需的专业知识，同时有助于改善医生的临床实践和医疗保健服务，实现医生间能力价值的创造。然而，与其他类型的在线知识平台相同，知识贡献不足仍是以医生互动为主的在线健康平台可持续发展的重要障碍，促进医生的持续知识贡献对于解决这一问题至关重要。然而，现有研究多将不同用户的持续知识贡献行为作为结果而非一个动态的过程。因此，将平台中医生的持续知识贡献行为视为内生生态系统的一部分，并探索医生的持续知识贡献行为是如何自我影响并与生态系统内其他因素相互作用至关重要。本章构建了在线健康平台中医生持续知识贡献的内生生态系统，并通过实证分析探索平台中新用户与现有用户在持续知识贡献生态系统中不同的特征。

3.1　研究背景和问题提出

由于互联网的便捷性、即时性和互动性，其已成为个体获取健康信息的热门渠道。数字平台的迅速发展根本性地改变了个体在互联网上寻求和获取健康信息的方式。作为由民间组织运营的开放平台，在线健康平台对医生和患者都具有重要的影响。首先，在线健康平台打破了时间和地域的界限，促进了健康信息的跨区域流动，帮助减少区域健康差异，实现了社会价值的创造。其次，在线健康平台促进了医生之间、医生与患者之间以及患者之间的互动。除了患者之外，如医生或医学生等医疗专业人员也对与健康相关的专业知识有着较大的需求。专注于医生之间互动的在线健康平台通过促进知识分享，为初级或实习医生、医学生和其他医疗专业人员提供所需的专业知识，协助提升医疗服务提供者的专业性，从而改善患者的健康结果和整个医疗系统的运行结果，有助于创造认知和专业价值等诸多非经济价值。

在线健康平台实现医患双方互动，通过提供医疗咨询服务创造经济价值，区别于此类平台，专注于医生之间互动的在线健康平台通常不直接创造明显的经济价值。驱使用户参与平台互动并在这些平台上持续贡献知识的关键因素往往是非经济激励，如自尊、社交互动联结、信任、互惠规范等其他相关因素。互惠等非经济激励可以创造知识贡献的正向反馈循环，促进平台上如能力价值等非经济价值的创造。医生间能力价值的创造是指平台中的不同医生通过知识贡献行为，促进临床知识、典型病例、工作科研经验等方面知识的交流，以提高参与交互协作的不同医生的专业知识与医疗服务能力。然而，与其他类型的在线知识平台相同，在线健康平台也面临着“知识不足”的挑战。许多参与者倾向于“搭便车”，造成平台中知识贡献不足。既往研究发现平台上绝大多数参与者是“潜水者”，他们没有发布任何内容。因此，如果平台上的知识贡献不足，平台的有用性可能会受到质疑，导致用户参与进一步减少，引发知识供应不足的破坏性循环，对在线健康平台的发展产生巨大的负面影响。因此，如何促进用户持续的知识贡献是在线健康平台可持续性发展面临的重要挑战之一。

为了更好地理解在线健康平台中的医生知识贡献行为，本章提出，知识贡献生态系统是一个复杂系统，涉及持续的知识贡献行为、平台和个体因素，这种相互关系不仅是单向的，并且是一个动态的互动过程，在这个过程中，个体特征和平台特征交织在一起，激发了用户的持续知识贡献行为，并且用户的持续知识贡献行为进一步影响了个体和平台特征的变化。尽管现有研究已经从动机和社会资本等角度探讨了用户的持续贡献行为，但持续的知识贡献行为通常被视为用户行为的结果。然而，作为知识贡献生态系统的一部分，用户持续的知识贡献行为是动态的、内生的，并与平台中的其他因素相互作用。此外，用户的持续贡献行为本身就是一个自我参照的时间序列。在线健康平台的发展不仅需要现有用户的参与，还需要新用户注入新的活力和生机以促进其发展。现有用户积累了经验和资源，可以帮助新用户融入平台，为新用户提供指导和支持，并为平台提供稳定的知识贡献。因此，有必要探索新用户和现有用户之间持续贡献行为的差异。然而，现有文献通常关注于特定用户群体，如新用户的知识贡献，缺乏对新用户和现有用户在平台上持续知识贡献行为差异的比较研究。

现有研究无法解释作为动态内生生态系统的一部分，用户的持续知识贡献行为是如何与其他因素相互影响、相互作用的，也无法解释新用户和现有用户的持续知识贡献行为是否存在不同的特征。本章基于社会认知理论（social cognitive theory）和自我决定理论（self-determination theory），将个体和平台因素结合在新用户和现有用户持续知识贡献行为的内生模型中，并探索在线健康平台网络结构的动态演化过程。本章对中国最受欢迎的在线健康平台进行实证研究。本章的研究问题具体如下所示。

研究问题一：在在线健康平台持续知识贡献的内生生态系统中，不同的关键因素是如何相互作用的？

研究问题二：在在线健康平台持续知识贡献的内生生态系统中，新用户和现有用户是否表现出不同的特征？

研究问题三：在线健康平台的网络结构是如何随着用户持续知识贡献行为而动态演变的？

为了解决以上研究问题，本章从中国最大的专注于医生间交互的在线健康平台——丁香园中收集了数据。本章分别收集了平台上的新用户和现有用户的交互数据，并构建了两个独特的面板数据集，同时结合社会网络分析、情感分析和术语识别等文本挖掘技术对结构化与非结构化的数据进行了分析处理。考虑到用户的持续知识贡献行为具有高度的内生性，不适用于传统的计量经济学方法。因此，本章采用了面板向量自回归（panel vector autoregression，PVAR）模型，使得研究能够跟踪内生生态系统中与时间相关的动态。具体而言，本章的实证模型由六个变量组成：用户持续知识贡献行为、成员互动、平台推荐、个体情感、网络结构以及专业知识。

3.2 模型提出

医生用户的持续知识贡献行为对在线健康平台的可持续性发展以及医生间能力价值的创造至关重要。为了更好地捕捉用户在这些平台上的持续知识贡献行为，本章确定了一个持续知识贡献的生态系统，该系统假设用户的知识贡献行为具有高度的内生性，并受到平台和个体特征等因素的相互加强影响。

3.2.1 社会认知理论和持续知识贡献

社会认知理论表明，个体行为在某种程度上受到社交网络和个人认知的影响。社会认知理论强调个体行为、个体因素和环境因素之间的三重互动。首先，个体的认知与其行为之间存在因果关系。其次，内部认知活动和外部环境因素协同影响个体行为。个体可以通过认知、情感和环境因素的互动来影响自己的行为。此外，环境因素不仅触发个体行为，行为也可以塑造环境。根据社会认知理论，个体的持续知识贡献行为受到社交网络、个体情感和专业知识等因素的影响。同时，个体的持续知识贡献行为也影响着平台和其他用户等环境因素。

3.2.2 自我决定理论和持续知识贡献

自我决定理论专注于个体行为中自我激励或自我决定的程度。它假设个体拥有三个基本心理需求：自主性、能力感和关联性需求，这些需求激发个体持续的成长和发展动机。它区分了两种动机：①内在动机，与内部满足和幸福的主要来源相关；②外在动机，意味着个体从事一种行为是因为这样做会导致产生某些与活动本身不同的结果，如获得奖励或避免惩罚。因此，在自我决定理论的框架内，个体感知的能力和感知的关系将影响他们的知识贡献行为。同时，平台的反馈也会影响个体的知识贡献行为。然而，个体自身的专业能力（如专业知识）、与平台其他成员的关系（如成员互动）和平台反馈（如平台推荐）并不是固定不变的。相反，这些因素在很大程度上是由用户在平台上的持续知识贡献行为所塑造的。同时，这些因素将对用户在下一阶段的知识贡献行为产生重要影响。

3.2.3 在线健康平台中的结构性资本

结构性资本常被定义为个体因其在社交互动中所处的社会结构或网络位置，从而能够获取或可调动的潜在资源。个体通过参与社交互动，与他人建立社会交往关系来获得结构资本。社会互动关系对在线健康平台的发展至关重要，因为它们将拥有共同健康兴趣的参与者聚集在一起，并提供访问资源的途径。在在线健康平台上，结构性资本（关系网络）可以促进集体行动，并为参与者创造价值，如获得必要的信息支持，识别有类似需求的用户，以及获得平台和同行的认可。因此，在在线健康平台中，用户的结构性资本指的是用户在由其持续知识贡献行为形成的网络结构中所占据的位置，而其在网络结构中的位置将影响其进一步的知识贡献行为。

基于上述文献和理论，为了更好地捕捉用户的动态持续知识贡献行为，本章构建了一个由三个基本组成部分构成的生态系统：平台因素（如平台推荐和成员互动）、个体因素（如网络结构、专业知识和个人情感）以及用户的持续知识贡献行为。除了各种因素之间的相互影响外，本章还考虑了不同因素的自我影响效应，即每个因素都是一个与自身相关的时间序列。例如，用户在上一阶段的知识贡献行为作为贡献习惯，将影响其当前的知识贡献行为。这些过程共同构成了用户在在线健康平台上的持续贡献行为。

3.3 方　　法

3.3.1 研究背景和数据收集

本章关注中国最大的专注于医生间交互的在线健康平台——丁香园。医生可以在该平台上进行线上学术交流、疾病治疗、药物使用指导、职业发展等问题的沟通，为医生之间实现跨时间、跨区域的多种互动提供了机会。

本章通过爬取平台中医生的个人页面以及医生之间互动的详细信息来收集数据。本章的数据收集分为两个步骤。首先，本章研究收集了 2020 年 6 月至

2022 年 8 月在平台上进行知识贡献的医生的信息，作为现有用户的样本。其次，本章研究收集了 2022 年 3 月至 2022 年 8 月加入平台的医生的信息，作为新用户的样本。本章研究进一步收集了用户的持续知识贡献行为数据，包括发布的内容、发布时间、是否被平台推荐等数据。由于研究重点关注在线健康平台中新用户和现有用户的持续知识贡献行为，本章研究排除了持续知识贡献时间少于两个月的医生样本。最终，研究获得了 1775 名新用户和 21 363 名现有用户的样本。

3.3.2　变量测量

本章包含六个主要变量：用户持续知识贡献行为（user's continuous knowledge contribution behavior，CC）、成员互动（member interaction，MI）、平台推荐（platform recommendation，PR）、个体情感（individual sentiment，IS）、网络结构（network structure，NS）和专业知识（specialist knowledge，SK）。用户持续知识贡献行为通过用户在特定月份在平台上发布的内容及回复的数量来衡量。本章使用用户在上个月在平台上发布的内容及回复的数量来捕捉用户的知识贡献习惯。成员互动通过用户在特定月份获得的其他平台成员对其帖子的回复数量来衡量。平台推荐是用户在特定月份发布的被平台标记为“推荐阅读”的内容数量。在在线健康平台中，用户内容是否被平台推荐的决定由论坛管理员和专业审查者（如该领域的专家）做出。个体情感通过对用户生成内容的情感分析来衡量。情感分析作为一种重要的文本挖掘技术，已广泛应用于研究中来衡量用户在在线健康平台上的态度和情感。本章使用 Python 进行情感分析。研究首先手动注释了 3000 条信息以建立个人情感的语料库。个体情感的分数范围在 0 到 1 之间。分数越接近 1，个体情感被认为越积极。研究根据用户 ID（identity document，身份标识号码）计算了每位参与者在特定月份的个人情感平均分数。网络结构通过参与者在在线健康平台中的中心度来衡量。高点度中心度意味着该节点在网络中很重要，代表了参与者在在线健康平台中的结构资本。使用社交网络分析，根据平台所有用户的帖子-回复关系，为每个月构建了一个有向且不加权的网络。专业知识通过用户在特定月份产生的医学和其他专业术语的平均数量来衡量。主要变量的定义总结在表 3-1 中。

表 3-1　变量描述和测量

变量名称	表达	变量测量
用户持续知识贡献行为	CC_{it}	连续变量：用户 i 在 t 月份在平台上发布和回复的内容总数
成员互动	MI_{it}	连续变量：其他用户在 t 月份对用户 i 在平台上发布的内容的回复总数

续表

变量名称	表达	变量测量
平台推荐	PR_{it}	连续变量：用户 i 在 t 月份发布的被平台标记为“推荐阅读”的内容总数
个体情感	IS_{it}	连续变量：用户 i 在 t 月份发布在平台上的内容中的平均个人情感得分
网络结构	NS_{it}	连续变量：用户 i 在 t 月份的发送-回复社交网络中的点度中心度
专业知识	SK_{it}	连续变量：用户 i 在 t 月份发布的内容中使用的医学和其他专业术语的平均数量

3.3.3　PVAR 模型构建

本章使用 PVAR 模型来分析数据，该模型通过引入固定效应来解释整个序列中的未观测异质性，从而提高测量的连贯性和一致性。这使得对变量之间关系的分析更为准确，并避免了个体异质性在结果中的干扰。由于变量之间的相互依赖，当前的 PVAR 模型不区分内生变量和外生变量。相反，所有变量都被视为内生变量以估计变量之间的动态因果关系。PVAR 提供了一个模型来处理内生和外生冲击，这种内生与外生冲击被认为是影响在线健康平台中用户动态知识贡献行为的重要因素。此外，作为一种实用工具，PVAR 对于探索用户特征与平台互动在在线健康平台中持续贡献行为上的相互影响，以及为平台提供管理建议具有重要的实际价值。

在在线健康平台用户的持续知识贡献中，给定 N 个用户 $i=1, 2, \cdots, N$ 和时间 $t=1, 2, \cdots, T$, PVAR 模型定义如下：

$$X_{i,t} = A(L)X_{i,t} + \alpha_i + \delta_t + \varepsilon_{i,t} \tag{3-1}$$

其中，$X_{i,t}$ 为内生平稳序列的向量；$A(L)$为滞后算子中的矩阵多项式，有 $A(L) = A_1(L^1) + A_2(L^2) + \cdots + A_n(L^n)$；$\alpha_i$ 为在此回归中确定用户特定效应的向量；δ_t 为时间 t 的固定效应向量；$\varepsilon_{i,t}$ 为残差向量。因此，PVAR 模型的矩阵形式也可以重写为以下六个方程：

$$\begin{aligned}\Delta \mathrm{CC}_{i,t} = \mu_{1,i} &+ \sum_j^n a_{1,j}\Delta \mathrm{CC}_{i,t-1} + \sum_j^n b_{1,j}\Delta \mathrm{MI}_{i,t-1} + \sum_j^n c_{1,j}\Delta \mathrm{PR}_{i,t-1} \\ &+ \sum_j^n d_{1,j}\Delta \mathrm{IS}_{i,t-1} + \sum_j^n e_{1,j}\Delta \mathrm{NS}_{i,t-1} + \sum_j^n f_{1,j}\Delta \mathrm{SK}_{i,t-1} \\ &+ \alpha_{1,i} + \delta_{1,t} + \varepsilon_{1,i,t}\end{aligned} \tag{3-2}$$

$$\begin{aligned}\Delta \mathrm{MI}_{i,t} = \mu_{2,i} &+ \sum_{j}^{n} a_{2,j} \Delta \mathrm{CC}_{i,t-1} + \sum_{j}^{n} b_{2,j} \Delta \mathrm{MI}_{i,t-1} + \sum_{j}^{n} c_{2,j} \Delta \mathrm{PR}_{i,t-1} \\ &+ \sum_{j}^{n} d_{2,j} \Delta \mathrm{IS}_{i,t-1} + \sum_{j}^{n} e_{2,j} \Delta \mathrm{NS}_{i,t-1} + \sum_{j}^{n} f_{2,j} \Delta \mathrm{SK}_{i,t-1} \\ &+ \alpha_{2,i} + \delta_{2,t} + \varepsilon_{2,i,t}\end{aligned} \tag{3-3}$$

$$\begin{aligned}\Delta \mathrm{PR}_{i,t} = \mu_{3,i} &+ \sum_{j}^{n} a_{3,j} \Delta \mathrm{CC}_{i,t-1} + \sum_{j}^{n} b_{3,j} \Delta \mathrm{MI}_{i,t-1} + \sum_{j}^{n} c_{3,j} \Delta \mathrm{PR}_{i,t-1} \\ &+ \sum_{j}^{n} d_{3,j} \Delta \mathrm{IS}_{i,t-1} + \sum_{j}^{n} e_{3,j} \Delta \mathrm{NS}_{i,t-1} + \sum_{j}^{n} f_{3,j} \Delta \mathrm{SK}_{i,t-1} \\ &+ \alpha_{3,i} + \delta_{3,t} + \varepsilon_{3,i,t}\end{aligned} \tag{3-4}$$

$$\begin{aligned}\Delta \mathrm{IS}_{i,t} = \mu_{4,i} &+ \sum_{j}^{n} a_{4,j} \Delta \mathrm{CC}_{i,t-1} + \sum_{j}^{n} b_{4,j} \Delta \mathrm{MI}_{i,t-1} + \sum_{j}^{n} c_{4,j} \Delta \mathrm{PR}_{i,t-1} \\ &+ \sum_{j}^{n} d_{4,j} \Delta \mathrm{IS}_{i,t-1} + \sum_{j}^{n} e_{4,j} \Delta \mathrm{NS}_{i,t-1} + \sum_{j}^{n} f_{4,j} \Delta \mathrm{SK}_{i,t-1} \\ &+ \alpha_{4,i} + \delta_{4,t} + \varepsilon_{4,i,t}\end{aligned} \tag{3-5}$$

$$\begin{aligned}\Delta \mathrm{NS}_{i,t} = \mu_{5,i} &+ \sum_{j}^{n} a_{5,j} \Delta \mathrm{CC}_{i,t-1} + \sum_{j}^{n} b_{5,j} \Delta \mathrm{MI}_{i,t-1} + \sum_{j}^{n} c_{5,j} \Delta \mathrm{PR}_{i,t-1} \\ &+ \sum_{j}^{n} d_{5,j} \Delta \mathrm{IS}_{i,t-1} + \sum_{j}^{n} e_{5,j} \Delta \mathrm{NS}_{i,t-1} + \sum_{j}^{n} f_{5,j} \Delta \mathrm{SK}_{i,t-1} \\ &+ \alpha_{5,i} + \delta_{5,t} + \varepsilon_{5,i,t}\end{aligned} \tag{3-6}$$

$$\begin{aligned}\Delta \mathrm{SK}_{i,t} = \mu_{6,i} &+ \sum_{j}^{n} a_{6,j} \Delta \mathrm{CC}_{i,t-1} + \sum_{j}^{n} b_{6,j} \Delta \mathrm{MI}_{i,t-1} + \sum_{j}^{n} c_{6,j} \Delta \mathrm{PR}_{i,t-1} \\ &+ \sum_{j}^{n} d_{6,j} \Delta \mathrm{IS}_{i,t-1} + \sum_{j}^{n} e_{6,j} \Delta \mathrm{NS}_{i,t-1} + \sum_{j}^{n} f_{6,j} \Delta \mathrm{SK}_{i,t-1} \\ &+ \alpha_{6,i} + \delta_{6,t} + \varepsilon_{6,i,t}\end{aligned} \tag{3-7}$$

在估计 PVAR 模型时，本章研究使用了施瓦茨信息准则（Schwarz information criterion，SIC）来确定最佳自回归滞后长度 J。PVAR 模型允许包含个体固定效应，这考虑了在个体层面未观测到的所有时间不变因素。然而，当模型包含因变量的滞后项时，个体固定效应会与回归变量产生相关性：传统消除固定效应的组内均值差分方法可能导致产生系数估计偏差，这种偏差在动态面板模型中普遍存在。克服这一问题的一种方法是应用前向均值差分或显式的"赫尔默特过程"（Helmert process）。这种转换保持了转换变量与滞后回归变量之间的正交性，允许使用系统广义矩估计（generalized method of moments，GMM）法，利用滞后的外生变量作为工具变量来估计系数。

PVAR 模型考虑了共同时间效应，以捕捉可能对个体产生相应影响的冲击。脉冲响应函数（impulse response function，IRF）用于分析基于 PVAR 的模型，以及分析变量变化（即冲击）对系统中其他变量的动态影响。IRF 描述了系统中一个变量对另一个变量创新的响应，同时保持所有其他冲击等于零。本章使用带有 1000 次自举重复的蒙特卡罗模拟来生成 IRF 的置信区间。

PVAR 模型的构建过程通常包括以下几个步骤：①进行面板数据的单位根检验，以确保数据平稳性。平稳性检验可以避免由非平稳样本数据引起的伪回归问题。因此，本章应用了费希尔（Fisher）单位根检验来检查两个面板数据集的平稳性。②进行面板协整检验，以检查非平稳变量之间是否存在长期均衡关系；本章采用了佩德罗尼（Pedroni）协整检验来调查两个面板数据集中变量之间是否存在长期均衡关系。③选择模型的最优滞后阶数。研究接下来使用赤池信息量准则（Akaike information criterion，AIC）、汉南-奎因信息标准（Hannan-Quinn information criterion，HQIC）以及贝叶斯信息准则（Bayesian information criterion，BIC）来选择最佳滞后阶数 J。

3.4 结　　果

3.4.1 描述性统计和 PVAR 模型识别

表 3-2 总结了变量的描述性统计数据。本章报告了每个变量的均值和标准差。新用户的平均每月知识贡献为 2.545，而现有用户为 3.015，高于新用户。与新用户相比，现有用户的平台推荐次数更高（0.134＞0.069），网络结构也更高（2.509＞1.579）。图 3-1（a）显示了新用户的时间序列图，表明他们持续知识贡献的波动呈下降趋势。图 3-1（b）显示了现有用户持续知识贡献的波动呈上升趋势。

表 3-2 变量描述性统计结果

变量	面板 A：新用户（N=1 775）		面板 B：现有用户（N=21 363）	
	均值	标准差	均值	标准差
CC	2.545	0.041	3.015	11.601
MI	3.851	0.719	12.178	67.269
PR	0.069	0.005	0.134	0.982
IS	0.586	0.002	0.586	0.286
NS	1.579	0.048	2.509	10.546
SK	0.872	0.022	3.241	19.792

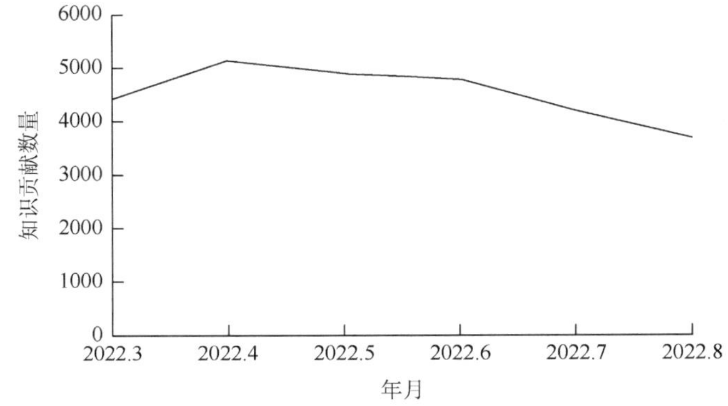

(a) 面板A：新用户

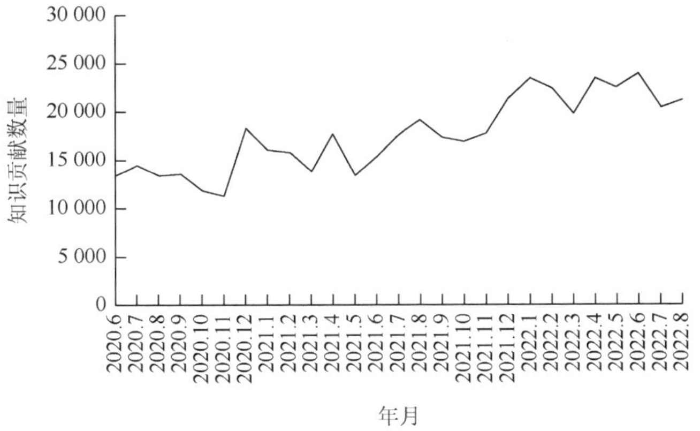

(b) 面板B：现有用户

图 3-1　新用户和现有用户持续知识贡献时间序列图

面板单位根检验结果报告在表 3-3 中。面板 A 和面板 B 中的所有初始变量都是平稳的，确保了本章 PVAR 模型估计的准确性。

表 3-3　面板单位根检验结果

变量	面板 A：新用户	面板 B：现有用户
	费希尔检验	
CC	-28.962^{***}	-199.475^{***}
MI	-41.790^{***}	-229.339^{***}
PR	-17.599^{***}	-173.294^{***}
IS	-38.799^{***}	-203.537^{***}
NS	-19.178^{***}	-108.655^{***}
SK	-39.038^{***}	-220.411^{***}

***表示 $p<0.01$

为了测试两个面板中所有变量可能的长期关系，本章使用佩德罗尼协整检验来测试协整的零假设和无协整的替代假设。佩德罗尼协整检验的结果报告在表 3-4 中。三个检验都拒绝了无协整关系的原假设。这表明面板 A 和面板 B 中所有变量之间存在长期关系。

表 3-4　佩德罗尼协整检验结果

协整检验	面板 A：新用户	面板 B：现有用户
改进的 Phillips-Perron t 检验	69.931***	97.324***
Phillips-Perron t 检验	2.1756**	65.205***
增广 Dickey-Fuller t 检验	−205.722***	40.146***

***表示 $p<0.01$，**表示 $p<0.05$

对于 VAR/PVAR 模型来说，模型保持平稳需要与估计模型的逆特征多项式相关的所有特征值的模都大于 1，这意味着每个特征值$|z|>1$。换言之，PVAR 过程的逆根必须位于单位圆内。图 3-2 中的检验结果表明，无论是面板 A 还是面板 B，这个模型都是稳定的。

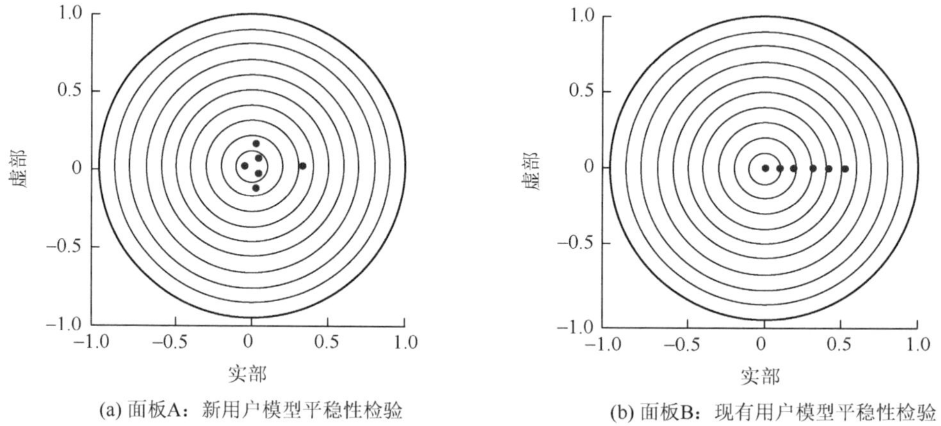

(a) 面板A：新用户模型平稳性检验　　(b) 面板B：现有用户模型平稳性检验

图 3-2　模型平稳性检验结果

接下来，本章确定了 PVAR 模型的最优滞后。本章在表 3-5 中报告了 AIC、BIC 和 HQIC 的结果，面板 A 和面板 B 的最佳滞后周期均为 1（即一个月）。

表 3-5　滞后周期选择结果

滞后周期	面板 A：新用户			面板 B：现有用户		
	AIC	BIC	HQIC	AIC	BIC	HQIC
1	30.358*	40.695*	33.917*	15.924*	31.599*	20.742*

续表

滞后周期	面板 A：新用户			面板 B：现有用户		
	AIC	BIC	HQIC	AIC	BIC	HQIC
2	30.912	43.162	35.541	17.573	38.651	23.152
3	32.339	51.051	39.012	19.452	46.626	28.047
4	33.507	67.841	46.821	21.569	55.853	32.548

*表示在滞后周期选择标准下的最佳滞后周期

3.4.2　新用户样本 PVAR 估计结果

本章在表 3-6 中总结了针对新用户的 PVAR 模型估计结果。第一，CC 的第一滞后与当前水平的 CC 显著正相关（$a_{11}=0.347$，$p<0.01$）。对于新用户而言，贡献习惯积极影响用户的持续知识贡献行为。此外，新用户在上一阶段的 IS（$d_{11}=1.291$，$p<0.01$）和 SK（$f_{11}=0.043$，$p<0.05$）也显著影响了 CC。第二，新用户的 MI 的第一滞后正向影响了 PR（$b_{31}=0.001$，$p<0.01$）。同时，IS 的第一滞后（$d_{31}=0.070$，$p<0.01$）和 SK 的第一滞后（$f_{31}=0.006$，$p<0.05$）对新用户的 PR 也有正向影响。第三，MI 的第一滞后对新用户的 IS 产生了负面影响（$b_{41}=-0.001$，$p<0.01$）。这种负向影响证实了新用户在进行过多互动时可能面临的问题，这可能对他们的情感产生负面影响，并且 IS 的第一滞后正向影响了新用户随后的 IS（$d_{41}=0.058$，$p<0.05$）。第四，对于与用户 NS 相关的结果，新用户的 CC 的第一滞后是平台上获得更好 NS 的一个重要因素（$a_{51}=0.223$，$p<0.01$）。MI 的第一滞后也帮助新用户获得了更好的 NS（$b_{51}=0.002$，$p<0.05$）。IS 的第一滞后对新用户的 NS 有显著的正面影响（$d_{51}=1.414$，$p<0.01$）。用户在前一阶段的 NS 也对当前阶段的 NS 产生了显著的正面影响（$e_{51}=0.105$，$p<0.1$）。第五，对于 SK，结果表明 CC 的第一滞后对用户 SK 产生了显著的正面影响（$a_{61}=0.011$，$p<0.1$）。这个结果也证实了通过积极参与在线健康平台，参与者提升了自身的专业知识。

表 3-6　新用户样本 PVAR 模型估计结果

变量	CC_t	MI_t	PR_t	IS_t	NS_t	SK_t
CC_{t-1}	0.347^{***}	−1.267	−0.001	0.001	0.223^{***}	0.011^{*}
	(0.050)	(1.371)	(0.005)	(0.001)	(0.054)	(0.006)
MI_{t-1}	0.001	−0.010	0.001^{***}	-0.001^{***}	0.002^{**}	−0.001
	(0.001)	(0.033)	(0.0001)	(0.0001)	(0.001)	(0.001)
PR_{t-1}	−0.050	−1.434	0.013	0.005	−0.371	0.002
	(0.579)	(8.504)	(0.202)	(0.011)	(0.492)	(0.061)

续表

变量	CC_t	MI_t	PR_t	IS_t	NS_t	SK_t
IS_{t-1}	1.291***	3.052	0.070***	0.058**	1.414***	0.132
	(0.232)	(6.288)	(0.026)	(0.024)	(0.305)	(0.128)
NS_{t-1}	0.017	1.019	0.003	−0.001	0.105*	−0.004
	(0.037)	(2.092)	(0.004)	(0.001)	(0.054)	(0.003)
SK_{t-1}	0.043**	−0.126	0.006**	0.003	0.033	−0.036
	(0.022)	(0.166)	(0.002)	(0.003)	(0.028)	(0.060)

注：PVAR 模型中的六个变量使用系统 GMM 进行估计。在估计前去除个体和时间固定效应；本表汇报了标准化估计系数；括号内为标准误

***表示 $p<0.01$，**表示 $p<0.05$，*表示 $p<0.1$

3.4.3 现有用户样本 PVAR 估计结果

针对现有用户样本的 PVAR 模型结果在表 3-7 中报告。第一，对于现有用户，CC 的第一滞后对当前 CC 有显著的正面影响（$a_{11}=0.415$，$p<0.01$）。因此，知识贡献的习惯对现有用户的持续知识贡献行为的影响相比新用户更为明显。MI 的第一滞后（$b_{11}=0.0001$，$p<0.05$）对 CC 有正向且显著的影响，表明成员互动促进了现有用户的持续知识贡献行为。IS 的第一滞后（$d_{11}=0.187$，$p<0.01$）对 CC 有正向且显著的影响，表明现有用户的持续知识贡献行为受到积极个人情感的推动。与新用户不同，SK 的第一滞后对现有用户的 CC 有显著负面影响（$f_{11}=-0.031$，$p<0.01$），意味着现有用户发布内容中包含的专业知识程度可能对他们的持续知识贡献行为产生负面影响。第二，只有 MI 和 SK 的第一滞后对 MI 有显著影响。具体来说，MI 的第一滞后对其当前值有显著的正面影响（$b_{21}=0.155$，$p<0.01$），而 SK 的第一滞后对当前 MI 有负向且显著的影响（$f_{21}=-1.466$，$p<0.05$）。结果证实了先前与其他成员的互动在提高平台成员互动水平上的重要性。然而，医生发布的内容中包含更多专业知识可能意味着其他医生参与讨论的门槛较高，从而限制了现有用户在平台上的互动水平。第三，现有用户的 CC 的第一滞后对当前阶段的 PR 产生了积极影响（$a_{31}=0.037$，$p<0.05$）。而 PR（$c_{31}=0.440$，$p<0.01$）和 IS（$d_{31}=0.073$，$p<0.01$）的第一滞后对当前 PR 有积极且显著的影响。有趣的是，现有用户的 NS（$e_{31}=-0.005$，$p<0.05$）和 SK（$f_{31}=-0.018$，$p<0.01$）的第一滞后对 PR 有显著的负面影响。第四，现有用户的 CC 的第一滞后对 IS 产生了负面影响（$a_{41}=-0.028$，$p<0.01$）。尽管系数较小，但现有用户的 NS 的第一滞后对 IS 的影响是积极且滞后的（$e_{41}=0.0002$，$p<0.05$）。第五，现有用户 CC（$a_{51}=0.813$，$p<0.01$）、IS（$d_{51}=0.451$，$p<0.05$）和 NS（$e_{51}=0.267$，$p<0.01$）的第一滞后对当

前 NS 有显著的积极影响，表明频繁的知识贡献、积极情感和之前的网络结构是用户获得更好网络结构的重要因素。PR（$c_{51}=-0.588$，$p<0.01$）和 SK（$f_{51}=-0.408$，$p<0.01$）的第一滞后对当前 NS 有负向且显著的影响。第六，除了 MI 和 NS 外，所有变量的第一滞后都显著增强了现有用户的当前 SK。

表 3-7　现有用户样本 PVAR 模型估计结果

变量	CC_t	MI_t	PR_t	IS_t	NS_t	SK_t
CC_{t-1}	0.415***	1.733	0.037**	–0.028***	0.813***	0.299***
	（0.013）	（1.689）	（0.018）	（0.005）	（0.258）	（0.016）
MI_{t-1}	0.0001**	0.155***	–0.0002	0.001	0.003	0.001
	（0.00007）	（0.055）	（0.0002）	（0.001）	（0.003）	（0.001）
PR_{t-1}	–0.004	–0.559	0.440***	0.001	–0.588***	0.008*
	（0.004）	（1.702）	（0.065）	（0.0007）	（0.179）	（0.004）
IS_{t-1}	0.187***	1.063	0.073***	–0.010	0.451**	0.257***
	（0.014）	（1.961）	（0.019）	（0.008）	（0.202）	（0.021）
NS_{t-1}	0.0007	0.222	–0.005**	0.0002**	0.267***	0.0003
	（0.0005）	（0.202）	（0.002）	（0.0001）	（0.044）	（0.0006）
SK_{t-1}	–0.031***	–1.466**	–0.018***	0.002	–0.408***	0.079***
	（0.004）	（0.618）	（0.007）	（0.002）	（0.084）	（0.006）

注：PVAR 模型中的六个变量使用系统 GMM 进行估计。在估计前去除个体和时间固定效应；本表汇报了标准化估计系数；括号内为标准误

***表示 $p<0.01$，**表示 $p<0.05$，*表示 $p<0.1$

3.4.4　脉冲响应函数框架和结果

PVAR 模型中的复杂相互作用可以通过 IRF 进行分析，该分析模拟了对系统意外冲击的全链反应。IRF 追踪了系统中变量对脉冲变量意外冲击的即时和随后的反应。通过模拟 IRF，研究可以追踪效应的方向和持续时间。每个面板包含 36 个可能的 IRF 估计，使用 PVAR 方法进行。由于本章主要关注在线健康平台上用户的持续知识贡献行为，因此针对每个面板数据，研究仅报告了最相关的 IRF 结果。本章选择了 10 个月的预测范围，显著性水平为 10%。

1. 新用户样本的 IRF 结果

图 3-3 展示了新用户的 IRF 结果。在图 3-3（a）中，先前知识贡献的单位冲击导致用户在 1～4 个月内增加了知识贡献。然而，这种积极效应在 1～4 个月内

逐渐减弱，并在第五个月和第六个月变为零。这一发现表明，新用户的知识贡献习惯可以对其后续的知识贡献行为产生显著的正面影响，但这种效应会随着时间的推移而减弱。图 3-3（b）显示，IS 的单位冲击立即导致 CC 增加，这种积极影响逐渐减弱，并持续到第六个月。更高的 IS 可以帮助新用户在平台上更积极地贡献知识。保持良好的情感是促进新用户持续使用在线健康平台的重要因素。图 3-3（c）显示，SK 的单位冲击导致 CC 增加。这种积极影响在开始时最为显著，并随着时间的推移逐渐减弱，最终在第六个月归零。由于医生平台是高度专业化的知识平台，拥有良好的专业知识基础对于用户参与平台和持续知识贡献至关重要。

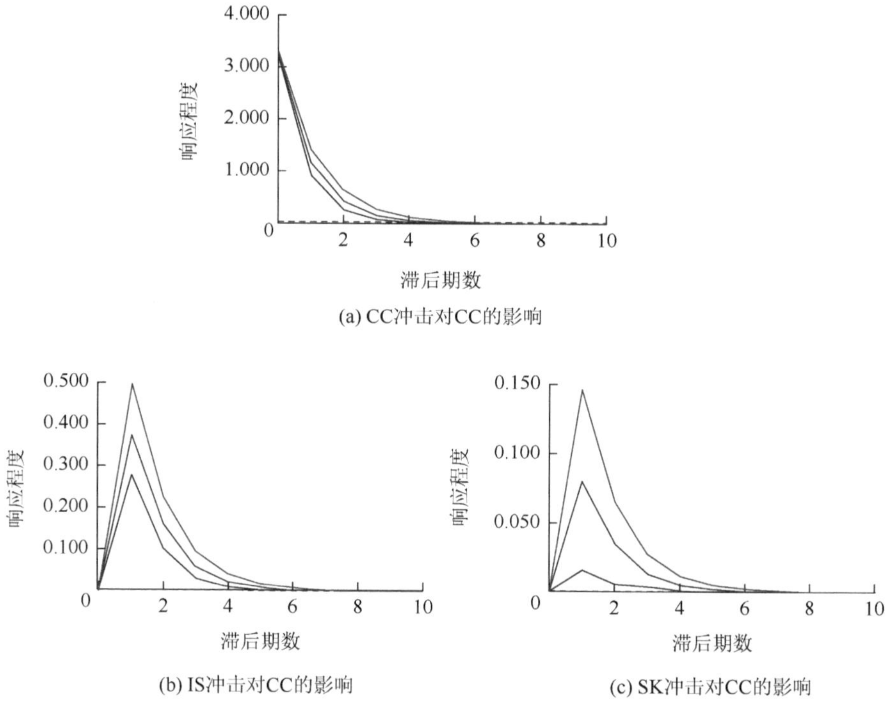

图 3-3　新用户脉冲响应分析结果

中间实线为脉冲响应曲线，上下两条实线为置信区间的上下界

2. 现有用户样本的 IRF 结果

图 3-4 展示了现有用户的 IRF 结果。如图 3-4（a）所示，CC 的一个标准差冲击对其自身的影响立即呈现正向，然后在 1～6 个月的时间内逐渐减弱，并最终归零。与新用户相似，这些结果表明现有用户的 CC 在时间序列中高度自相关。随

着现有用户继续贡献知识，贡献习惯成为驱使他们参与持续知识贡献的重要因素。图 3-4（b）显示，MI 的单位冲击立即导致持续知识贡献增加，这种积极效应在第一个周期达到高峰，然后减弱并持续到第六个月。对于现有用户而言，与其他用户的互动可以帮助用户维持与同行的社交关系。那些拥有更高关系资本的用户对平台有更强的认同感和责任感，进而对持续知识贡献产生积极影响。然而，成员互动对新用户的持续知识贡献的影响并不显著。图 3-4（c）显示，IS 的单位冲击在第一个月导致 CC 增加。这个结果表明现有用户的积极情感导致持续知识贡献增加。这一发现与理论观点一致，即在线健康平台上用户的积极情感可以增加他们在知识贡献中的参与度。图 3-4（d）显示，NS 的单位冲击最初对 CC 有积极但不显著的影响，这种积极效应在第三个月变得显著，然后逐渐减弱并持续到第六个月。与新用户相比，较高水平的网络结构对现有用户继续向在线健康平台贡献知识有积极但延迟的影响。图 3-4（e）显示，SK 的单位冲击导致 CC 减少。这种负面效应在开始时最为明显，并随着时间的推移逐渐减弱，最终在第六个月归零。这些结果揭示了现有用户在平台上知识贡献的不同特征，先前发布的内容中过多的专业知识反而阻碍了现有用户的持续知识贡献。

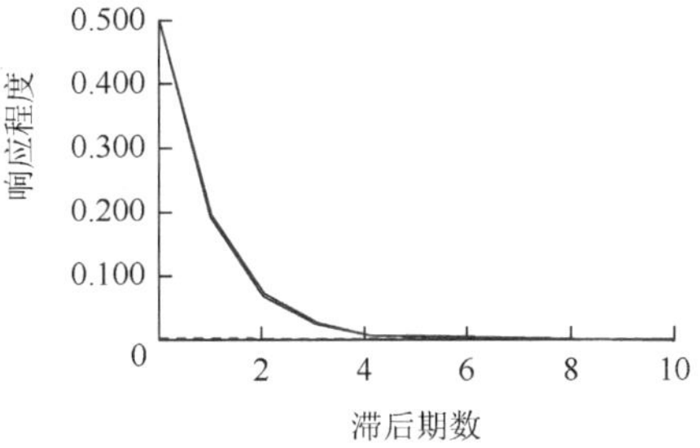

(a) CC冲击对CC的影响

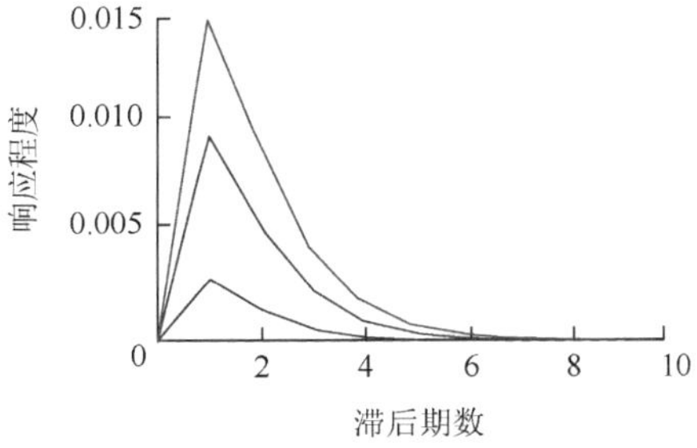

(b) MI冲击对CC的影响

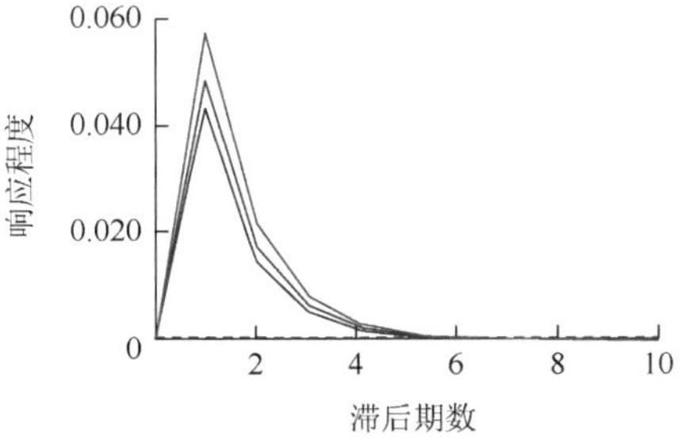

(c) IS冲击对CC的影响

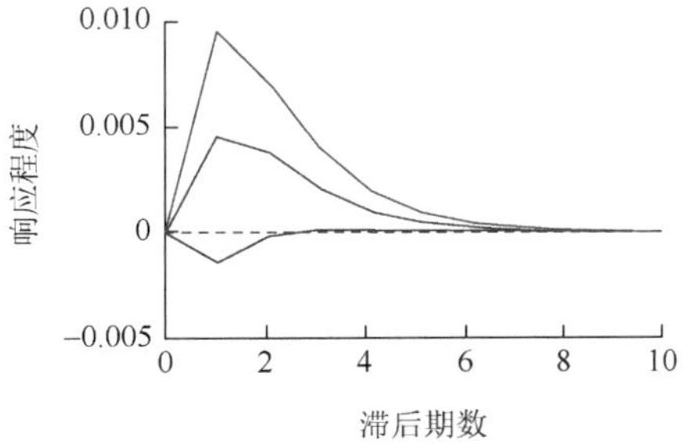

(d) NS冲击对CC的影响

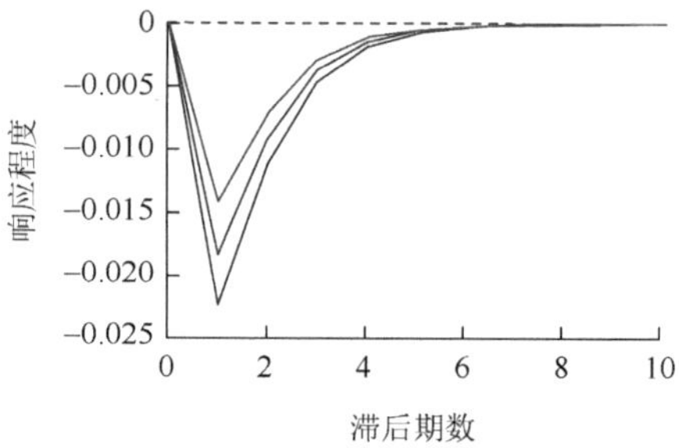

(e) SK冲击对CC的影响

图 3-4　现有用户脉冲响应分析结果

中间实线为脉冲响应曲线，上下两条实线为置信区间的上下界

3.5　讨　　论

基于对在线健康平台上不同用户持续知识贡献动态行为的影响因素探索的需求，本章开发了一个 PVAR 模型，将用户持续知识贡献行为、成员互动、平台推荐、个体情感、网络结构和专业知识集成到一个内生生态系统中。在这个内生生态系统中，各组成部分相互作用，并呈现出持续的动态变化。通过 PVAR 模型的标准分析程序，本章进行了一系列测试，从中得出了结论。

首先，针对平台上的新用户，研究发现当前知识贡献的增加会导致后续更多的知识贡献，这表明新用户的贡献习惯是持续知识贡献的重要影响因素。其次，良好的专业知识和个体情感推动了用户后续更多的持续知识贡献。这表明拥有良好的专业知识是新用户迅速融入平台并进行持续知识贡献的重要基础。此外，积极的个人情感也有助于增加新用户对平台的使用黏性，从而增加了持续的知识贡献。最后，新用户的持续知识贡献可能会提高其在下一时期的专业知识和在平台网络结构中的地位。这一结果表明，新用户的持续知识贡献实现了其在平台中的价值创造，这不仅包括获取更多的知识价值，还有助于提升新用户在平台上的地位。

对于现有用户，本章有以下主要发现。首先，持续的知识贡献对后续知识贡献行为的影响表现出动态效应，即最初是正向的，然后逐渐减小。与新用户类似，贡献习惯仍然是现有用户持续知识贡献行为的重要预测因素。其次，现有用户与平台上其他用户的互动有助于维护其与其他用户的社交关系，满足用户的关系需求，同时节省时间和成本，寻找信息和知识，并促进用户的持续知识贡献。然而，成员互动的影响效应对新用户来说并不显著。最后，与新用户类似，现有用户积极的个人情感也会促进持续知识贡献行为的增加。

网络结构对现有用户显示出正向但滞后的效用，因为现有用户建立的网络结构反映了其在平台上的影响力，这增加了用户获取和传播关键信息的能力，同时促进了下一阶段的知识贡献。然而，建立网络结构需要在平台上进行持续的用户互动，新用户在平台上尚未获得良好的地位。有趣的是，与新用户相比，先前发布的内容包含专业知识的程度对现有用户的持续知识贡献行为产生负面影响。这表明，现有用户对于向在线健康平台贡献知识的内在动机可能已经发生变化，换句话说，现有用户可能更愿意投入时间为非专业知识领域如职业发展和继续教育做出进一步的知识贡献，而新用户则更有可能在专业知识领域如病例讨论和用药指导方面投入更多的精力。

3.6　本 章 小 结

知识贡献不足是在线健康平台可持续发展与医生能力价值创造的重要障碍，促进用户的持续知识贡献对于解决这一问题至关重要。然而，现有研究对于不同用户的持续知识贡献行为作为内生生态系统的一部分，是如何自我影响并与生态系统内的其他因素相互作用这一问题，提供的理解有限。为了填补研究空白，本章将用户的持续知识贡献视为一个动态过程，并结合 PVAR 模型，基于在线健康平台中医生间的交互数据，构建了医生持续知识贡献行为的内生生态系统，并将平台中的医生用户分为新用户与现有用户，分别进行实证分析。实证分析的结果发现新用户和现有用户的持续知识贡献行为随时间的变化展现出较高的自相关性，但具有不同的特征。与新用户相比，现有用户从持续知识贡献行为中实现了较多的价值创造。本章通过构建在线健康平台中医生用户持续知识贡献行为的内生生态系统，探索平台中不同医生用户的价值创造差异，为平台中知识贡献相关文献做出了贡献，并为平台的可持续发展提供了理论基础和政策依据。

本章参考文献

Adomavicius G，Bockstedt J，Gupta A. 2012. Modeling supply-side dynamics of IT components，products，and infrastructure：an empirical analysis using vector autoregression. Information Systems Research，23（2）：397-417.

Bock G W，Zmud R W，Kim Y G，et al. 2005. Behavioral intention formation in knowledge sharing：examining the roles of extrinsic motivators，social-psychological forces，and organizational climate. MIS Quarterly，29：87-111.

Chamakiotis P，Petrakaki D，Panteli N. 2021. Social value creation through digital activism in an online health community. Information Systems Journal，31（1）：94-119.

Chen L T，Baird A，Straub D. 2019. Why do participants continue to contribute? Evaluation of usefulness voting and commenting motivational affordances within an online knowledge community. Decision Support Systems，118：21-32.

Chiu C M，Hsu M H，Wang E T G. 2006. Understanding knowledge sharing in virtual communities：an integration of social capital and social cognitive theories. Decision Support Systems，42（3）：1872-1888.

Faraj S，Kudaravalli S，Wasko M. 2015. Leading collaboration in online communities. MIS Quarterly，39（2）：393-411.

Feng Y Y，Ye H. 2016. Why do you return the favor in online knowledge communities? A study of the motivations of reciprocity. Computers in Human Behavior，63：342-349.

Hwang E H，Krackhardt D. 2020. Online knowledge communities：breaking or sustaining knowledge silos? . Production and Operations Management，29（1）：138-155.

Love I，Zicchino L. 2006. Financial development and dynamic investment behavior：evidence from panel VAR. The Quarterly Review of Economics and Finance，46（2）：190-210.

Luo X M，Zhang J，Duan W J. 2013. Social media and firm equity value. Information Systems Research，24（1）：146-163.

Nahapiet J，Ghoshal S. 1998. Social capital，intellectual capital，and the organizational advantage. Academy of Management Review，23（2）：242-266.

Nov O，Ye C，Kumar N. 2012. A social capital perspective on meta-knowledge contribution and social computing. Decision Support Systems，53（1）：118-126.

Wasko M M，Faraj S. 2005. Why should I share? Examining social capital and knowledge contribution in electronic networks of practice. MIS Quarterly，29（1）：35-57.

第 4 章　医生间跨区域价值创造与价值获取研究

在线协作工具的进步催生了各行各业的在线平台，其中包括在线健康平台。在线健康平台为不同用户（如患者、医生和医护人员）提供了自由创建、分享、传播和交流信息的平台，有助于解决卫生程序的不平衡问题，创造了社会价值。医生作为医疗行业中的特殊知识工作者，在特定领域运用知识解决问题，他们之间的知识差距反映了专业能力的不同。在线健康平台为医生提供了分享经验和医学知识的平台，实现了跨地区传递医学知识，缓解了地域差异，这些特征凸显了在线健康平台中医学知识传递的重要作用。尽管在线健康平台越来越普遍，但很少有研究实证检验它们在医生之间传递医学知识方面的作用。因此，我们提出了第一个研究问题：在线健康平台能否促进中国不同地区医生之间的医学知识传递？

在医疗保健领域，知识分为显性和隐性两种，具有不同作用。以临床指南为代表的显性知识很容易通过互联网获取，而以个人经验为代表的隐性知识则更难传递，但价值更大。在线健康平台可以通过记录和分享医学知识，从而实现显性和隐性知识的大规模传递。虽然第一个研究问题能检测在线健康平台中地区之间的整体知识流动情况，但特定类型知识传递的有用性尚未得到检验。因此，本章提出了第二个研究问题：在线健康平台在不同地区医生之间的隐性和显性知识传递中发挥了什么作用？

本章对在线健康平台中医生的地理位置和知识类型进行分类，并利用指数随机图模型（exponential random graph models，ERGM）对医生社会网络进行了建模和分析。此外，这项研究对医生在线互动、知识传递模式进行了深入讨论，补充了在线健康平台在不同知识传递中有效性的文献，为在线健康平台的发展提供了有益启示。

4.1　研 究 现 状

知识可分为显性和隐性两种类型。显性知识是一种用正式和系统的语言表达的客观知识，通常以原始数据、公式、规范和手册的形式共享，而隐性知识是个人经验、感觉或直觉的结果。医学知识也可归为这两种类型。显性医学知识通常是被书面化或编纂为“事实”“科学证据”，以及其他由研究和政策产生的官方文件，如临床指南。相比之下，隐性知识通常不那么具体，深深根植于实践，由技能、想法和经验组成，这种知识比显性知识更难传递。以往的研究表明，显性知识和隐性知识都很重要，但在医疗环境中，医护人员的专业知识通常以实践经验为主导，个人经验似乎更具影响力。因此，隐性知识应得到更多关注。

现有关于显性和隐性医学知识的研究主要集中在区分医疗环境中的显性知识和隐性知识，以及探索这两类知识所发挥的作用。这些研究强调了隐性知识在提供传统医疗服务中的重要性，但由于隐性知识难以具体化，因此尚不清楚隐性知识在网络环境中是否仍然有用。因此，有必要探索在线医疗环境（如在线健康平台）中产生的显性知识和隐性知识。

知识传递是双方或多方通过媒介共享或传播知识的过程，分为显性和隐性两种。在线平台作为知识传递的虚拟平台，可以促进隐性知识的交流。医疗健康领域是知识密集型行业，建立医学知识交流平台至关重要。在线健康平台打破了时间和空间的限制，使医生间的远程知识传递成为可能。在这些平台中，医生通过讨论案例、交流实践经验来传递隐性知识，通过分享临床指南和相关文献来传递显性知识。

现有研究探讨了知识传递的前因和后果。前因可以分为个人层面、知识层面和组织层面。其中，个人层面因素的重要性最受关注，包括内在因素和外在因素，如创新态度、经验、社会资本等。后果研究主要关注创新行为和服务质量等。迄今为止，关于医生之间知识传递的实证研究较为欠缺，并且很少有实证研究考察显性和隐性知识在不同医疗资源地区之间的跨区域传递过程。因此，本章旨在探讨在线健康平台中医生之间的知识传递过程，并确定在线健康平台能否实现显性知识和隐性知识在不同地区之间的有效传递。

4.2　方　　法

4.2.1　数据采集

在某医生平台心脏病学平台，我们收集了自 2017 年 1 月至 2020 年 5 月期间的原始帖子和回复，涵盖了 4716 名注册医生。该平台是全球最大的在线健康平台之一，旨在为医疗卫生从业人员提供一个专业的在线平台。我们之所以选择心脏病学平台，是因为该领域涉及的疾病通常是慢性病，需要长期治疗，医生必须对诊断和治疗方案有深入了解，这对医生的专业能力提出了更高的要求。收集到的数据分为两部分。第一部分包含用户在心脏病学平台中发布的帖子和回复，反映了医生的互动情况。第二部分包括医生所在科室的个人信息和用户资料中的平台特征。

我们使用 Python 编写程序下载数据，并按照中国大陆的 31 个省区市进行分类。根据 2020 年出版的《中国统计年鉴》，我们按照 75%的规则，将这些省区市分为两部分，一部分是每千人中执业医师较多的地区，另一部分是较少的地区。我们剔除了无效数据，如特殊平台管理者和地理位置不在 31 个省区市（如中国台湾、香港和澳门）的医生。最终，我们得到了来自充足地区的 3997 名医生和来自不足地区的 719 名医生的数据。此外，先前的研究表明，来自人均 GDP（gross domestic product，国内生产总值）较高地区的医生通常拥有更好的医学专业知识。因此，我们将医生分为发达地区和欠发达地区，分别有 4021 名和 695 名医生。本章旨在探讨这两种划分下不同地区间知识传递的特征，以及 GDP 对医生知识传递的影响。基于医疗卫生人员资源和人均 GDP 的省区市分布情况如表 4-1 所示。

表 4-1　基于医疗卫生人员资源和人均 GDP 的省区市分布情况

省区市	医疗卫生人员资源	人均 GDP/元	频率	样本占比/%
北京	4.92	164 220	153	3.24
浙江	3.51	107 624	1 044	22.14
江苏	3.16	123 607	276	5.85
山东	3.13	70 653	330	7.00
上海	3.08	157 279	255	5.41
内蒙古	3.08	67 852	43	0.91
河北	3.01	46 348	192	4.07
宁夏	2.99	54 217	14	0.30
天津	2.97	90 371	71	1.51
吉林	2.94	43 475	47	1.00
青海	2.86	48 981	9	0.19
辽宁	2.85	57 191	116	2.46
山西	2.84	45 724	66	1.40
陕西	2.80	66 649	102	2.16
湖南	2.75	57 540	149	3.16
新疆	2.69	54 280	45	0.95
重庆	2.67	75 828	115	2.44
西藏	2.66	48 902	4	0.08
四川	2.65	55 774	217	4.60
河南	2.61	56 388	221	4.69

续表

省区市	医疗卫生人员资源	人均 GDP/元	频率	样本占比/%
湖北	2.59	77 387	183	3.88
广东	2.53	94 172	331	7.02
海南	2.53	56 507	14	0.30
福建	2.50	107 139	83	1.76
黑龙江	2.49	36 183	88	1.87
贵州	2.48	46 433	55	1.17
甘肃	2.37	32 995	59	1.25
云南	2.35	47 944	76	1.61
广西	2.32	42 964	112	2.37
安徽	2.17	58 496	151	3.20
江西	2.07	53 164	95	2.01

4.2.2 研究方法

利用发帖者和回帖者之间的互动关系，我们建立了一个有向无权社交网络。根据现有研究，帖子可分为两种类型：信息共享和寻求帮助。在信息共享方面，发帖者被视为提供者，回帖者被视为接收者，信息会从发帖者流向回帖者。相反，在寻求帮助时，发帖者提出问题，等待回帖者回答，信息流则相反。以心血管为例，我们将帖子分为不同类别，如学术前沿、案例研究、心电图等。根据平台标准，我们获取了帖子原文和回复信息。我们将影像诊断、病例讨论和临床经验视为临床技能，将学术前沿部分单独归类，这体现了在线健康平台隐性和显性知识的传递。在临床技能方面，医生对病例发表自己的看法，并提供诊断和治疗建议，更多依赖于自身的临床经验，传递了隐性知识。在医学信息部分，医生会寻求帮助或分享教科书、图片、视频、医学知识和前沿研究成果等，属于显性知识的传递。图 4-1 和图 4-2 举例说明了这两种情况。按岗位类型划分样本后发现，2393 名医生参与了隐性知识传递，736 名医生参与了显性知识传递。

之后，我们创建了一个整体网络和两个子网络。网络中的每个节点代表一名医生，而箭头则代表通过有向二元关系的信息流。之前的研究已经证明，二元图不会影响信息流的解释。表 4-2 提供了信息支持网络各种中心性指标的汇总统计。

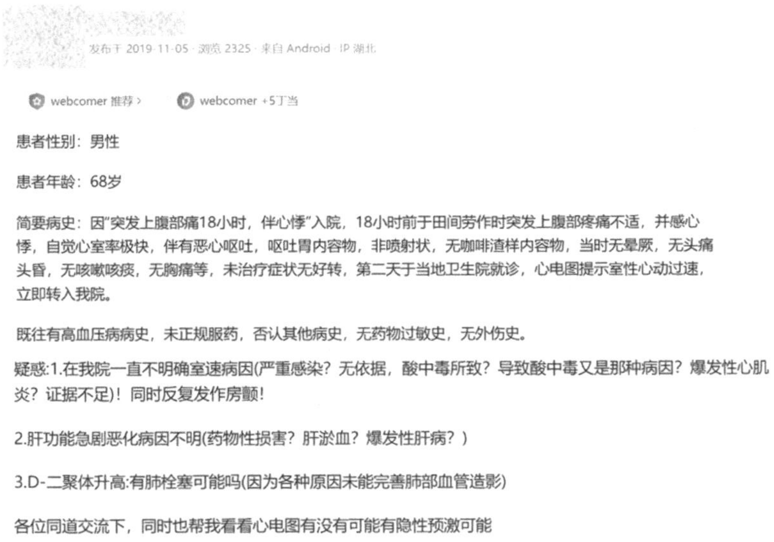
发布于 2019-11-05 · 浏览 2325 · 来自 Android · IP 湖北

webcomer 推荐 〉　webcomer +5丁当

患者性别：男性

患者年龄：68岁

简要病史：因"突发上腹部痛18小时，伴心悸"入院，18小时前于田间劳作时突发上腹部疼痛不适，并感心悸，自觉心室率极快，伴有恶心呕吐，呕吐胃内容物，非喷射状，无咖啡渣样内容物，当时无晕厥，无头痛头昏，无咳嗽咳痰，无胸痛等，未治疗症状无好转，第二天于当地卫生院就诊，心电图提示室性心动过速，立即转入我院。

既往有高血压病病史，未正规服药，否认其他病史，无药物过敏史，无外伤史。

疑惑:1.在我院一直不明确室速病因(严重感染？无依据，酸中毒所致？导致酸中毒又是那种病因？爆发性心肌炎？证据不足)！同时反复发作房颤！

2.肝功能急剧恶化病因不明(药物性损害？肝淤血？爆发性肝病？)

3.D-二聚体升高:有肺栓塞可能吗(因为各种原因未能完善肺部血管造影)

各位同道交流下，同时也帮我看看心电图有没有可能有隐性预激可能

图 4-1　临床技能（网页截图）

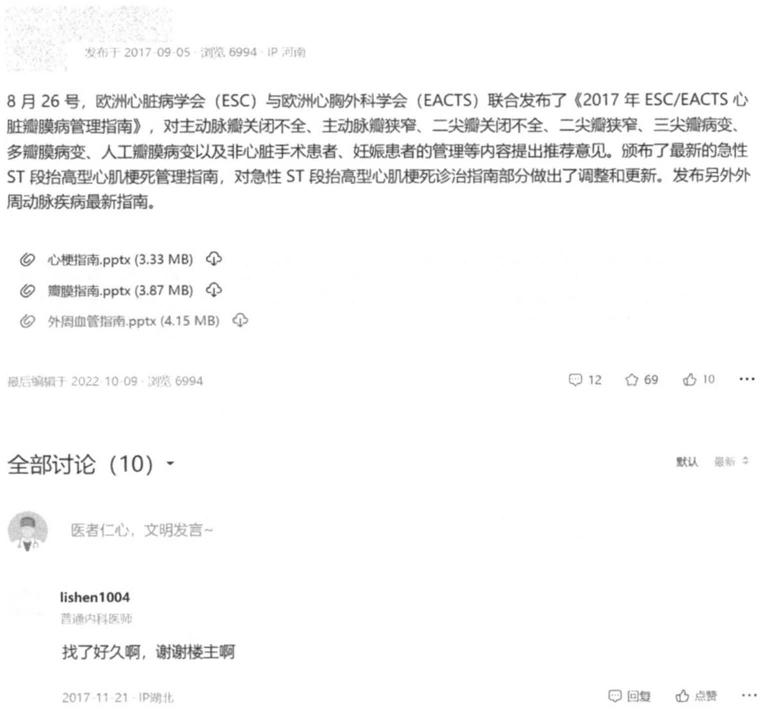
发布于 2017-09-05 · 浏览 6994 · IP 河南

8 月 26 号，欧洲心脏病学会（ESC）与欧洲心胸外科学会（EACTS）联合发布了《2017 年 ESC/EACTS 心脏瓣膜病管理指南》，对主动脉瓣关闭不全、主动脉瓣狭窄、二尖瓣关闭不全、二尖瓣狭窄、三尖瓣病变、多瓣膜病变、人工瓣膜病变以及非心脏手术患者、妊娠患者的管理等内容提出推荐意见。颁布了最新的急性 ST 段抬高型心肌梗死管理指南，对急性 ST 段抬高型心肌梗死诊治指南部分做出了调整和更新。发布另外外周动脉疾病最新指南。

心梗指南.pptx (3.33 MB)

瓣膜指南.pptx (3.87 MB)

外周血管指南.pptx (4.15 MB)

最后编辑于 2022-10-09 · 浏览 6994　　12　69　10　···

全部讨论（10）　　默认　最新

医者仁心，文明发言~

lishen1004

普通内科医师

找了好久啊，谢谢楼主啊

2017-11-21 · IP湖北　　回复　点赞　···

图 4-2　医学信息（网页截图）

表 4-2　网络中心度统计汇总表

网络类型	统计学	样本量	均值	标准差	最小	最大
整体网络	度中心性	4716	2.233	8.034	0	290
	入度	4716	1.117	4.888	0	169
	充足地区入度	3997	1.170	5.271	0	169
	不足地区入度	719	0.818	1.479	0	14
	发达地区入度	4021	1.141	5.204	0	169
	欠发达地区入度	695	0.976	2.335	0	46
	出度	4716	1.117	6.406	0	290
	充足地区出度	3997	1.133	6.726	0	290
	不足地区出度	719	1.025	4.207	0	95
	发达地区出度	4021	1.123	6.615	0	290
	欠发达地区出度	695	1.081	5.035	0	95
临床技能网络	度中心性	2393	2.342	5.689	1	122
	入度	2393	1.171	3.739	0	89
	充足地区入度	2044	1.189	3.965	0	89
	不足地区入度	349	1.063	1.948	0	14
	发达地区入度	2035	1.182	3.966	0	89
	欠发达地区入度	358	1.109	2.014	0	15
	出度	2393	1.171	4.346	0	122
	充足地区出度	2044	1.183	4.569	0	122
	不足地区出度	349	1.100	2.697	0	31
	发达地区出度	2035	1.211	4.578	0	122
	欠发达地区出度	358	0.941	2.668	0	41
医学信息网络	度中心性	736	1.587	2.771	1	50
	入度	736	0.793	1.366	0	24
	充足地区入度	636	0.803	1.430	0	24
	不足地区入度	100	0.730	0.851	0	5
	发达地区入度	635	0.792	1.389	0	24
	欠发达地区入度	101	0.802	1.217	0	9
	出度	736	0.793	2.615	0	50
	充足地区出度	636	0.841	2.798	0	50
	不足地区出度	100	0.490	0.643	0	3
	发达地区出度	635	0.824	2.786	0	50
	欠发达地区出度	101	0.604	0.991	0	8

4.2.3　指数随机图模型

指数随机图模型用于分析创建的网络。指数随机图模型是一种基于指数族理论的随机网络建模方法，用于分析一组网络的概率分布。本章旨在解释网络中的连接是如何发生的以及为什么会发生；其解释变量是网络出现的概率。这种方法旨在分析社会网络中常见的特殊结构效应，包括互惠性、传递性、同质性和基于属性的活动。本章中，互惠机制和个体层面的属性是相互依存的，指数随机图模型被认为是预测网络链接形成的合适方法。模型具体如下：

$$\Pr(Y=y\mid\theta)=P_{\theta}(y)=\frac{1}{k(\theta)}\exp\left\{\theta^{\mathrm{T}}z(y)+\theta_{\alpha}^{\mathrm{T}}z_{\alpha}(y,x)+\theta_{\beta}^{\mathrm{T}}z_{\beta}(y,g)\right\} \tag{4-1}$$

其中，$z(y)$为一组可能影响网络中关系而形成的网络结构统计量；$z_{\alpha}(y,x)$为关于节点属性的一些网络统计量；$z_{\beta}(y,g)$为一系列与其他外部关系网络相关的统计量；相应地，θ^{T}、$\theta_{\alpha}^{\mathrm{T}}$、$\theta_{\beta}^{\mathrm{T}}$为相应网络统计量的估计参数向量。如果这些参数估计值通过了显著性检验，则表明该结构对网络关系的形成具有重要影响。最后，$k(\theta)$是一个归一化常数，可确保概率之和等于 1。

4.2.4　测量

本章探讨了网络自组织和参与者属性这两个变量。参与者属性包括科室、声誉奖励（即粉丝数和点赞数）与在线评分。此外，还加入了几个变量来控制可能影响区域间知识流动的其他因素（即反映用户活跃度的帖子数量和平台积分）。下面讨论变量的定义和解释。表 4-3 显示了描述性统计分析结果。表 4-4 提供了网络变量定义与说明。R 软件包中的 Statnet 软件包用于估算构建的指数随机图模型。

1. 网络自组织和参与者属性

网络中个体的特征对于网络链接的形成至关重要。在考虑在线健康平台时，平台层面的属性至关重要。在本章中，声誉奖励（即粉丝数和点赞数）被纳入其中，以反映个体在在线健康平台中的受欢迎程度，而在线评分则用于反映医生资历。此外，还加入了医生所在科室，以反映在线健康平台中医生专业知识的差异性。此外，我们还加入了活跃度（即帖子数和积分）以进行控制。在处理这些属性时，我们控制了同质性，表明具有相同属性的两个节点会形成连接。

2. 地理位置

本章主要探讨地理位置（即充足与不足、发达与欠发达）对知识网络特征的

表 4-3　描述性统计分析结果

变量		描述	整体网络				临床技能网络				医学信息网络			
			均值	标准差	最小值	最大值	均值	标准差	最小值	最大值	均值	标准差	最小值	最大值
声誉奖励	粉丝数	医生粉丝数量	338.9	5 806.0	0	334 000	447.8	7 530.0	0	334 000	1 190.0	13 919.2	0	334 000
	点赞数	其他医生收到的点赞数	425.9	2 215.0	0	44 000	460.9	2 517.9	0	44 000	658.1	3 122.9	0	36 000
资历	等级	在线健康平台中医生的平台级别	1.087	0.655	1	8	1.1	0.704	1	8	1.143	0.801	1	8
专业差异	科室	医生所在科室	25.04	16.696	1	46	23.06	17.5	1	46	24.89	17.5	1	46
平台活动	帖子数	在线健康平台中医生的发帖数量	20.260	329.3	0	20 000	13.95	104.6	0	4 415	52.08	750.1	0	20 000
	积分	医生在在线健康平台中的积分	9.403	54.8	–20	1 737	11.65	67.7	–5	1 737	14.58	54.7	–20	552
区域	人力资源	1：充足区域的医生												
		0：不足区域的医生	0.848	0.360	0	1	0.854	0.353	0	1	0.864	0.343	0	1
	经济资源	1：发达地区的医生	0.853	0.355	0	1	0.850	0.357	0	1	0.863	0.344	0	1
		0：欠发达地区的医生												

表 4-4　网络变量定义与说明

网络统计	设置	定义
边	边	将一个节点与另一个节点建立联系的基准可能性
相互性	对等	当节点 j 到 i 的链路存在时，从节点 i 到 j 的连接的可能性。它是网络互惠性的衡量标准
同质化	Absdiff（粉丝数）	Absdiff（粉丝数）捕捉由于粉丝数量的差异而导致节点之间形成链接的趋势
	Absdiff（点赞数）	Absdiff（点赞数）捕获由于点赞数的差异而导致节点之间形成链接的趋势
	Absdiff（帖子数）	Absdiff（帖子数）捕捉由于帖子数量的差异而导致节点之间形成链接的趋势
	Absdiff（积分）	Absdiff（积分）捕获由于积分数的差异而导致节点之间形成链接的趋势
	Nodematch（科室）	Nodematch（科室）是指当 i 和 j 位于同一科室时，链接（节点 i 到 j）的可能性
	Nodematch（等级）	Nodematch（等级）是指当 i 和 j 在社区中处于同一等级时，链接（节点 i 到 j）的可能性
健康技术人员	充足→充足	当节点 i 和 j 都来自健康技术人员充足的区域时，从节点 i 连接到 j 的可能性。此度量用于估计一个充足节点指向一个充足节点的趋势
	充足→不足	当节点 i 来自健康技术人员充足的区域而节点 j 来自不足的区域时，从节点 i 连接到 j 的可能性。此度量用于估计一个充足的节点指向一个不足的节点的趋势
	不足→充足	当节点 i 来自健康技术人员不足的区域且节点 j 来自充足的区域时，从节点 i 连接到 j 的可能性。此度量用于估计不足节点指向充足节点的趋势
	不足→不足	当节点 i 和 j 都来自健康技术人员不足的区域时，从节点 i 连接到 j 的可能性。此度量用于估计节点不足指向节点不足的趋势
GDP	发达→发达	类似于充足→充足。该度量用于估计发达节点指向发达节点的趋势
	发达→欠发达	类似于充分→不足。该度量用于估计发达节点指向欠发达节点的趋势
	欠发达→发达	类似于不足→充足。该度量用于估计欠发达节点指向发达节点的趋势
	欠发达→欠发达	类似于不足→不足。该度量用于估计欠发达节点指向欠发达节点的趋势

影响，检验两类地区之间的直接联系。以健康技术人员为例，分为充足→充足、充足→不足、不足→充足、不足→不足四种类型。为避免多重共线性，在两个模型中分别将充足→不足和不足→充足作为基组。在此基础上，我们计算了其余三个变量的值。GDP 组的计算方法相同。

4.3 结　　果

整个网络的结果如表 4-5 所示。模型 1 是一个基线模型，包含边和相互性两项。第一项表示一个节点与另一个节点形成联系的基本趋势，而相互性则表示网络中两个节点的互惠性。边的负效应表明网络密度低于其他偶然出现的网络，而相互性的正系数则意味着两个节点的互惠关系更有可能出现在这个网络中。

表 4-5　指数随机图模型的整体网络估算结果

变量	模型 1	模型 2	模型 3	模型 4	模型 5	模型 6
边	−8.328	−7.595	−7.342	−7.482	−7.494	−7.553
	< 0.000 1***	< 0.000 1***	< 0.000 1***	< 0.000 1***	< 0.000 1***	< 0.000 1***
相互性	1.588	1.247	1.262	1.246	1.292	1.281
	0.008**	< 0.000 1***	< 0.000 1***	< 0.000 1***	< 0.000 1***	< 0.000 1***
Absdiff（帖子数）		0.000 2	0.000 2	0.000 2	0.000 2	0.000 2
		< 0.000 1***	< 0.000 1***	< 0.000 1***	< 0.000 1***	< 0.000 1***
Absdiff（积分）		−0.002	−0.002	−0.002	−0.002	−0.002
		< 0.000 1***	< 0.000 1***	< 0.000 1***	< 0.000 1***	< 0.000 1***
Absdiff（粉丝数）		0.000 0	0.000 0	0.000 0	0.000 0	0.000 0
		0.588	0.853	0.886	0.526	0.553
Absdiff（点赞数）		0.000 0	0.000 0	0.000	0.000 0	0.000 0
		< 0.000 1***	< 0.000 1***	< 0.000 1***	< 0.000 1***	< 0.000 1***
Nodematch（科室）		0.144	0.149	0.149	0.147	0.147
		< 0.000 1***	< 0.000 1***	< 0.000 1***	< 0.000 1***	< 0.000 1***
Nodematch（等级）		−0.840	−0.865	−0.863	−0.841	−0.844
		< 0.000 1***	< 0.000 1***	< 0.000 1***	< 0.000 1***	< 0.000 1***
充足→充足			0.306	−0.169		
			< 0.000 1***	< 0.000 1***		
不足→充足			−0.136			
			< 0.000 1***			
充足→不足				0.137		
				< 0.000 1***		

续表

变量	模型 1	模型 2	模型 3	模型 4	模型 5	模型 6
不足→不足			0.044	0.181		
			< 0.000 1***	< 0.000 1***		
发达→发达					−0.128	−0.066
					< 0.000 1***	< 0.000 1***
欠发达→发达					−0.061	
					< 0.000 1***	
发达→欠发达						0.062
						< 0.000 1***
欠发达→欠发达					0.052	0.010
					< 0.000 1***	< 0.000 1***
AIC	98 229	97 554	97 482	97 482	97 550	97 549
BIC	98 259	97 674	97 646	97 646	97 713	97 713
医生数量	4 716	4 716	4 716	4 716	4 716	4 716

***表示 $p < 0.01$，**表示 $p < 0.05$

其他模型包括节点属性、区域变量和其他控制变量。首先，在区域变量方面，模型 3 和模型 4 用于分析充足区域和不足区域之间的定向知识流。为了更好地说明不同知识流之间发生的可能性，我们在模型 3 中将充足→不足设为对照组，在模型 4 中将不足→充足设为对照组。结果表明，在模型 3 中，不足→充足为负值且显著，而在模型 4 中，充足→不足为正值且显著。这一结果表明，充足→不足的链接存在的概率较大，而不足→充足的链接存在的概率较小。综合两个模型的结果，充足地区的医生回复不足地区的医生的可能性高于不足地区的医生回复充足地区的医生的可能性。模型 5 和 6 考察了发达地区和欠发达地区之间的知识流动。欠发达→发达的系数为负且显著，这意味着在社区网络中，从欠发达地区流向发达地区的可能性小于从发达地区流向欠发达地区的可能性。发达→欠发达的系数为正且显著，表明与欠发达地区流向发达地区相比，发达地区流向欠发达地区在社区网络中发生的可能性更大。现有研究仅从患者角度证明了在线健康平台在知识传递中的作用，本章的结果从医生角度再次验证了这一点。

本节还对节点属性进行了研究，结果在所有模型中都保持一致。除了粉丝数外，其他变量都具有显著性。

（1）声誉奖励。没有证据表明医生的粉丝数量会影响链接的形成趋势。然而，Absdiff（点赞数）的系数为正且显著，表明节点之间在在线健康平台中的点赞数量差异越大，它们之间形成联系的可能性就越大。点赞数可以被视为医生在在线健康平台中的在线声誉，代表了医生被他人认可的程度。获得更多点赞的人可能会成为知识的提供者，以维护自己的声誉；因此，拥有不同点赞数的医生之间更有可能发生知识传递。

（2）专业差异。Nodematch（科室）系数为正且显著，表明同一科室的医生更容易建立联系（注：同一科室指的是相似的疾病、工作、诊断和治疗经验）。

（3）资历。Nodematch（等级）的负系数表明，在线评分有差异的医生在在线健康平台中会有联系。这可能是因为评分较高的医生具有更高的可信度，一些年轻医生由于专业经验有限，会向资深医生寻求建议，与此相比同一等级医生会因为经验类似而交流相对较少。

从控制变量的结果来看，我们得出了一个有趣的发现。帖子数相差越大的节点越容易产生联系，而积分相差越小的节点越容易形成联系；这说明发帖量多的用户一般在平台中扮演提供者的角色，倾向于传递知识，而发帖量少的用户则倾向于成为接收者，从他人那里吸收更多的知识。积分是衡量用户在平台中活跃程度的另一个指标。一般来说，积分越多，用户在平台中就越活跃，说明平台中大部分知识的传递和接收都发生在活跃用户之间。

表 4-6 显示了知识子网络的结果。首先，关于区域变量，临床技能网络的结果显示，与欠发达→发达地区相比，发达地区向欠发达地区的知识流更容易出现。但是，充足→不足的知识流没有受到支持，医学信息网络的知识流在两种分类方法中都受到支持。其中一个可能的原因是，医生在临床技能网络中经常要结合自己的临床经验处理别人描述的病例，并提供诊断和治疗方案。要在这个网络中传递隐性知识，医生的专业能力必须很强，而对于医学信息网络而言，主要考验医生的显性知识能力。因此，在临床技能网络中，代表医生质量的区域变量（GDP）发挥着重要作用，而代表医生数量的变量（医护人员是否充足）却得不到支持。在医学信息网络中，医生在显性知识传递过程中的专业性相对较低，因此在区域划分类型中也得到了医生数量的支持。

表 4-6　指数随机图模型的子网络估算结果

变量	临床技能网络				医学信息网络			
	模型 7	模型 8	模型 9	模型 10	模型 11	模型 12	模型 13	模型 14
边	−7.601	−7.561	−7.525	−7.713	−7.687	−8.115	−7.641	−7.972
	＜0.000 1***	＜0.000 1***	＜0.000 1***	＜0.000 1***	＜0.000 1***	＜0.000 1***	＜0.000 1***	＜0.000 1***
相互性	0.120	0.059	0.022	0.092				
	＜0.000 1***	0.024**	0.444	0.002**				
Absdiff（帖子数）	−0.000 3	−0.000 3	−0.000 3	−0.000 3	0.000 1	0.000 1	0.000 1	0.000 1
	0.002**	0.001***	0.001***	0.001***	0.001***	0.001***	0.001***	0.001***

续表

变量	临床技能网络				医学信息网络			
	模型 7	模型 8	模型 9	模型 10	模型 11	模型 12	模型 13	模型 14
Absdiff（积分）	−0.001	−0.001	−0.001	−0.001	−0.0003	−0.000 3	−0.000 3	−0.000 3
	<0.000 1***	<0.000 1***	<0.000 1***	<0.000 1***	0.565	0.565	0.607	0.607
Absdiff（粉丝数）	0.000	0.000	0.000	0.000	0.000	0.000	0.000	0.000
	0.130	0.134	0.185	0.156	<0.000 1***	<0.000 1***	<0.000 1***	<0.000 1***
Absdiff（点赞数）	0.000 1	0.000 1	0.000 1	0.000 1	0.0001	0.000 1	0.0001	0.000 1
	<0.000 1***	<0.000 1***	<0.000 1***	<0.000 1***	<0.000 1***	<0.000 1***	<0.000 1***	<0.000 1***
Nodematch（科室）	0.568	0.567	0.566	0.562	0.422	0.422	0.429	0.429
	<0.000 1***	<0.000 1***	<0.000 1***	<0.000 1***	0.001***	0.001***	0.001***	0.001***
Nodematch（等级）	−0.255	−0.255	−0.255	−0.254	0.608	0.608	0.638	0.638
	<0.000 1***	<0.000 1***	<0.000 1***	<0.000 1***	<0.000 1***	<0.000 1***	<0.000 1***	<0.000 1***
充足→充足	0.103	0.063			0.059	0.487		
	<0.000 1***	<0.000 1***			0.659	0.002**		
不足→充足	0.041				−0.429			
	<0.000 1***				0.025**			
充足→不足		−0.039				0.429		
		<0.000 1***				0.025**		
不足→不足	0.016	−0.015			−0.982	−0.554		
	<0.000 1***	0.000 1***			0.056*	0.289		
发达→发达			0.043	0.230			−0.066	0.266
			<0.000 1***	<0.000 1***			0.608	0.073*
欠发达→发达			−0.186				−0.332	
			<0.000 1***				0.071*	
发达→欠发达				0.186				0.332
				<0.000 1***				0.071*
欠发达→欠发达			−0.223	−0.032			−0.026	0.306
			<0.000 1***	<0.000 1***			0.940	0.377
AIC	47 902	47 902	47 888	47 888	8 791	8 791	8 802	8 802
BIC	48 051	48 051	48 037	48 037	8 903	8 903	8 914	8 914
医生数量	2 393	2 393	2 393	2 393	736	736	736	736

***表示 $p<0.01$，**表示 $p<0.05$，*表示 $p<0.1$

之后将两个子网络的节点属性结果与整体网络进行了比较。我们的研究结果如下所示。

（1）声誉奖励。Absdiff（点赞数）在两个子网络中的影响与总体网络相同。然而，在医学信息网络中，Absdiff（粉丝数）是正向的且显著。与点赞数类似，粉丝数也反映了医生在在线健康平台中的声誉，其作用在医学信息网络中得到了支持。

（2）专业差异。在子网络中，知识传递更有可能发生在同一科室的医生之间，这与整个网络的结论一致。

（3）资历。关于不同层次的知识流，临床技能网络的结果与整体网络相同。然而，医学信息网络的情况却恰恰相反。一个可能的原因是，平台的网上评分也在一定程度上反映了医生资历。一般来说，平台排名靠前的医生需要与他人分享自己的知识。交流临床技能的医生往往是跨层级的，因为疾病讨论往往极为专业，一些高水平的医生一般会向其他医生提供隐性知识。相反，医学知识被认为是显性知识（即临床指南、文献等），这些知识的传递通常发生在低等级医生之间。

有趣的是，我们发现医学信息网络中并不存在互惠关系，其系数为负无穷大。然而，医学信息网络与临床技能网络之间存在差异。前者更加显性，而后者更加隐性，这就需要更加丰富的媒体交流。因此，在互动发生后，交流临床技能的两位医生通常会形成一种无形的联系，促使他们在今后遇到类似问题时继续交流，互相帮助。一般的医学信息只是作为临时性的支持，只提供给急需知识的医生，通常不会有进一步的交流。

4.4 讨　　论

本章使用指数随机图模型分析了在线健康平台上医生平台网络形成的影响，包括网络自组织、控制变量和节点归因等因素。结果显示，具有不同声誉奖励（如点赞数）、资历（即平台级别）以及在同一科室工作的医生更可能在在线健康平台上进行知识传递。

此外，我们还研究了医生数量和专业程度分布的总体影响，结果表明医生数量充足的地区更可能为数量不足地区的医生提供在线支持。另外，发达地区似乎拥有更多的专业医师，因此我们按照 GDP 将不同地区进行了划分。研究结果显示，发达地区的医生更倾向于向欠发达地区的医生提供在线信息支持。因此，本章验证了在线健康平台对中国不同地区医生间的医疗信息传递的促进作用，特别是从发达/充足地区流向欠发达/不足地区的信息传递。

为了回答本章开头的第二个研究问题，我们将网络分成显性和隐性知识子网。结果显示，在医学信息网络中似乎没有互惠关系，但在临床技能网络中存在。这表明隐性知识的传递需要医生之间进行更多的持续讨论，传递难度更大，而显性知识的传递则更容易。医学信息网络中，资历相同的医生之间会建立联系，说明显性知识在同层次传递，而隐性知识则跨层次传递。从微观层面来讲，在线健康平台在传递显性和隐性知识方面存在差异。在显性网络中，我们的结果与整体网络相同。由于专业能力更多地体现在隐性知识的传递上，发达地区的医生更有可能向欠发达地区的医生传递隐性知识，而从充足到不足的流动并未得到证实。这一结果从更细微的层面回答了我们提出的第一个研究问题，同时也回答了第二个研究问题，即两类知识跨区域传递的差异。在 GDP 维度上，在线健康平台实现了隐性知识的跨区域传递，而在在线健康平台和人力资源两个维度上，都存在显性知识的传递。

首先，我们揭示了哪些医生在在线健康平台中进行知识传递，并明确了这种传递主要发生在哪些情境中，从而拓展了我们对医生在该平台中所创造的社会价值的理解。通过研究不同卫生资源配置地区医生之间的互动，我们发现整体知识传递是从数量和质量优越的地区向质量较差的地区传递的。在线健康平台是数字平台，存在着医生和患者之间的高度信息不对称。例如，技术熟练的医生更了解医疗动态和诊断，拥有更丰富的治疗经验。其他医生可以根据在在线健康平台上获得的信息提供更优质的服务，从而提升自身能力。迄今为止，先前的研究主要关注了在线患者平台，探讨了在线健康平台通过提高患者健康能力来缩小差距的直接影响。然而，医生的作用往往被忽视。因此，本章侧重于在线医生平台通过知识传递改善医疗资源分配问题，从而缩小地区间医疗服务差距的效果。此外，我们还展示了在线医生平台所创造的社会价值。

其次，我们的研究揭示了在线健康平台中医生之间关于显性和隐性知识的互动网络，并探讨了它们各自的特点。尽管以前的研究指出了在线平台中存在这两种知识的交流，但这两类知识传递网络的特点还未被深入研究。在医学领域，隐性知识对医生的实践指导更为重要，但难以直接传递。我们发现，在与他人讨论的过程中，医生们会建立起一种隐性联系，促使他们在下一次互动中继续相互帮助。相比之下，显性知识则更容易传递，因为它可以通过多种渠道获取，不需要额外的讨论。此外，与显性知识不同的是，隐性知识通常是在不同资历医生之间跨层次传递的。

最后，本章还探讨了显性和隐性知识的跨区域传递特征，以补充关于在线健康平台传递不同类型知识的有效性的研究。我们发现，显性知识在医疗资源数量和质量差异较大的地区之间传递，这可能与其获取的相对容易程度有关。与之相比，隐性知识的数量反映了特定医生的专业能力，因此隐性知识仅在发达地区和欠发达地区之间发生显著传递，这更加凸显了医疗人力资源质量的重要性。

4.5　本 章 小 结

本章旨在深入探讨医学知识的传递机制，特别关注隐性知识和显性知识在跨区域传递中的特征。我们利用从医生平台收集的 4716 名注册医生的数据，构建了指数随机图模型。通过该模型，我们进行了以下几个方面的研究：①对整个网络以及其中隐性知识和显性知识的两个子网络（即临床技能网络和医学信息网络）进行分析；②根据地区差异确定医生之间知识传递的模式。网络分析结果显示，经济发达地区或劳动力充足地区的医生更有可能向贫困地区的医生传递医学知识。对子网络的分析表明，临床技能网络仅支持发达地区向欠发达地区的知识传递，因为临床技能网络主要是隐性知识传递。这些研究发现通过考察医生在不同医疗资源环境下的医学知识传递，进一步拓展了对在线健康平台社会价值创造的认识。此外，本章还验证了显性知识和隐性知识在跨区域传递方面的特征，为理解在线健康平台中不同类型知识传递的有效性提供了补充。

本章参考文献

Cao X F，Wang D. 2018. The role of online communities in reducing urban–rural health disparities in China. Journal of the Association for Information Science and Technology，69（7）：890-899.

Connell N A D，Klein J H，Powell P L. 2003. It’s tacit knowledge but not as we know it：redirecting the search for knowledge. Journal of the Operational Research Society，54（2）：140-152.

Del Giudice M，Della Peruta M R. 2016. The impact of IT-based knowledge management systems on internal venturing and innovation：a structural equation modeling approach to corporate performance. Journal of Knowledge Management，20（3）：484-498.

Faraj S，von Krogh G，Monteiro E，et al. 2016. Special section introduction—online community as space for knowledge flows. Information Systems Research，27（4）：668-684.

Foster D. 2016. ‘Keep complaining til someone listens’：exchanges of tacit healthcare knowledge in online illness communities. Social Science & Medicine，166：25-32.

Ganguly A，Talukdar A，Chatterjee D. 2019. Evaluating the role of social capital，tacit knowledge sharing，knowledge quality and reciprocity in determining innovation capability of an organization. Journal of Knowledge Management，23（6）：1105-1135.

Goodreau S M. 2007. Advances in exponential random graph（p*）models applied to a large social network. Social Networks，29（2）：231-248.

Meng F B，Zhang X F，Liu L B，et al. 2021. Converting readers to patients? From free to paid knowledge-sharing in online health communities. Information Processing & Management，58（3）：102490.

Parkhe A，Wasserman S，Ralston D A. 2006. New frontiers in network theory development. Academy of Management Review，31（3）：560-568.

Paul D L. 2006. Collaborative activities in virtual settings：a knowledge management perspective of telemedicine. Journal of Management Information Systems，22（4）：143-176.

Robins G，Pattison P，Kalish Y，et al. 2007. An introduction to exponential random graph（p*）models for social networks. Social Networks，29（2）：173-191.

Wang N，Yin J L，Ma Z Z，et al. 2022. The influence mechanism of rewards on knowledge sharing behaviors in virtual communities. Journal of Knowledge Management，26（3）：485-505.

Yan Z J，Wang T M，Chen Y，et al. 2016. Knowledge sharing in online health communities：a social exchange theory perspective. Information & Management，53（5）：643-653.

第三篇　患者间价值创造

第 5 章　患者价值创造行为对健康结果的影响机制

在线健康平台在患者慢性病自我管理中发挥着重要作用。通过在线健康平台，患者可以快速地获取到大量与慢性病管理相关的信息，并获取和提供慢性病管理中所需的信息支持和情感支持，有助于患者在平台中实现信息与情感价值创造。然而，大量的信息支持与情感支持可能对患者价值创造的结果产生不利的影响。目前研究关于社会交互对患者健康焦虑的影响是否为线性的积极影响仍然存在一定的争议。因此，了解在线健康平台中，作为重要的价值创造行为，患者之间的社会交互对其健康焦虑的影响机制至关重要。基于不确定性、信息过载和动机信息管理理论（theory of motivated information management，TMIM），本章深入探索了患者间价值创造行为对健康焦虑潜在的曲线影响机制。

5.1　研 究 现 状

在传统线下医疗模式下，医疗服务的提供者（医护人员）往往是患者获取健康信息的主要来源，甚至可能是唯一来源。因此，患者获取到自身所需的健康信息需要付出大量的时间和金钱代价。特别是传统的线下医疗服务在慢性病护理方面所面临的严峻挑战，由于患者对慢性病的理解会随着时间的推移而不断发展。在慢性病管理这一长期的过程中，患者往往需要与他人进行多次且可持续的互动，以提高患者慢性病的自我管理能力。随着在线健康平台的不断发展，越来越多的患者通过互联网这一渠道寻求健康信息。在线健康平台作为在线医疗服务的重要组成部分，可以为患者提供专业的健康信息和社会支持，促进健康信息交流，成为患者慢性病自我管理的重要平台。在在线健康平台上，患者可以分享慢性病治疗的经验，交流慢性病相关的医学知识，获取和提供社会支持，并寻找其他有类似症状的患者。这些在线交互活动可以增加患者的自我赋能，使参与交互的患者获取必要的信息与情感价值，提高患者对健康的期望，进而实现患者间信息与情感价值的创造，这也被认为是医疗服务模式向以患者为中心的护理模式转变的重要途径。然而，对患者慢性病自我管理而言，在线健康平台仍然存在潜在的不良影响，如患者自我诊断或发现错误信息，这可能对患者的健康结果产生负面影响。

健康焦虑是对外界环境刺激的一种心理反应，表现为对某些身体症状的过度关注或对可能患上某种严重疾病的过度恐惧和担忧。在本章的情景中，患者的健康焦虑被定义为对患者自身所患慢性疾病的关注和态度，这反映在患者在在线健康平台上的社会交互中。研究表明，患者的健康焦虑与许多负面的健康结果有关。例如，健康焦虑水平较高的患者通常会更加频繁地使用医疗服务，并承担更高的医疗费用。先前研究已经证实了社会交互对患者健康自我效能的影响，以及对心理和身体健康结果的影响。在慢性病管理中，患者对疾病的不确定性可能导致健康焦虑。随着社会交互的增加，患者获得了缓解健康焦虑所需的信息和情感支持，实现了信息与情感价值的创造。此外，患者也可能面临着信息过载的挑战，使自身暴露于过多或不准确的信息环境下，以及不断感到的对自身健康状况的担忧，可能进一步导致患者健康焦虑的增加。因此，了解社会交互等价值创造行为对患者健康焦虑可能产生的曲线影响，不仅可以补充现有文献，还有助于更好地理解社会交互对改善患者健康结果，实现患者价值创造的影响。

基于以上讨论，本章重点关注在线健康平台中最常见的两种主要的价值创造行为：信息支持交互和情感支持交互，同时也是患者间实现信息与情感价值创造的主要途径。信息支持交互涉及健康信息的传递，这有助于减少疾病的不确定性或帮助患者解决健康问题。信息支持的典型案例包括：知识共享、建议和转诊。情感支持的典型案例则包括分享快乐或悲伤、表达关心和鼓励，这些都有助于患者自身情绪的稳定和恢复。在在线健康平台上，患者通过社会交互获得所需的情感和信息支持，这对患者提高慢性病自我管理能力、减少健康焦虑具有重要意义。然而，过多或过少的价值创造行为都可能对患者的健康焦虑产生不良影响。因此，本章重点关注价值创造行为与患者健康焦虑之间的关系，以及健康素养在二者关系中的调节作用。

5.2 理论背景与研究假设

本章探索了包括信息支持交互和情感支持交互在内的价值创造行为对患者健康焦虑的影响以及信息与情感价值创造行为和健康焦虑之间的曲线关系。此外，本章还进一步考察了健康素养是否对这种曲线关系具有调节作用。图 5-1 为患者健康焦虑研究模型。研究提出的理论模型在全面理解在线健康平台上的患者信息和情感价值创造行为与健康焦虑之间的曲线关系方面提供了全新的见解。

5.2.1 患者信息价值创造行为对健康焦虑的曲线影响效应

当个体接收到不一致的信息，或者当个体对自身对某个主题的认识感到不安

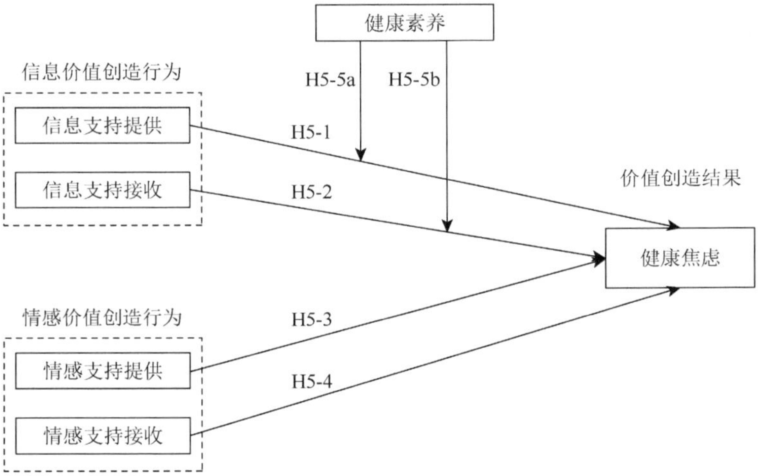

图 5-1　患者健康焦虑研究模型

全时，不确定性就会产生。动机信息管理理论认为，对不确定差异的感知驱动了个体的信息寻求行为。在在线健康平台上，为了减少对慢性病的不确定性，患者通过社会交互主动或被动地获取自身需要的健康信息。对于患者来说，减少不确定性的一种主动策略就是在平台上主动发帖并回应他人的发帖，以获取足够的健康信息。从动机信息管理理论的角度来看，患者将有更多的机会在平台上获取未经证实的健康信息，同时不断地发送信息。在这个过程中，患者对慢性病的不确定性也会发生变化，这对患者预期的不确定性也会产生影响。因此，在患者积极参与平台互动的过程中，随着患者在早期阶段不断地提供信息，患者自身的认知与现实之间的差异可能会被放大。在接收信息的初始阶段，患者由于知识有限，可能难以从大量的未经验证的健康信息中准确地识别出自身需要的健康信息。这种不确定性可能导致患者自身已经掌握的知识和患者期望学习的知识之间的差距过大，这一差距可能会导致患者的健康焦虑。

然而，患者对疾病的认知和对疾病不确定性的期望也通过信息的持续提供而发生变化，从而减少了患者实际和预期不确定性水平之间的不平衡，由这种不确定性的不匹配而产生的焦虑也会随着患者期望的逐渐调整而减少。因此，由于不确定性的不平衡所引起的焦虑将随着患者不确定性预期的调整而减少。也就是说，患者所提供的信息支持在社会交互的初始阶段会增加其健康焦虑，但随着所提供信息量的不断增加，患者对不确定性的预期与现实的差异会逐渐缩小，从而导致患者健康焦虑的下降。由此，本章提出如下假设。

H5-1：患者信息支持提供与健康焦虑呈倒“U”形关系。

信息的数量和质量是导致信息过载的两个原因，表现为信息数量的冗余和信息质量的下降。先前的研究发现，在达到某个临界点之前，个体的总体决策或信息处理质量与个体收到的信息量呈正相关关系。如果获得的信息超过临界点，个体的表现将迅速下降。个体在临界点之外获得的信息将不再被纳入决策过程，进而导致个体的信息过载。大量的信息会使个体感到困惑，给个体带来沉重的负担，超过个体的身体的承受能力，并导致个体感到紧张和焦虑。因此，在在线健康平台中，在患者接收到少量信息的互动阶段，可以促进患者对疾病的理解，提高患者的健康态度，降低患者的健康焦虑。然而，由于在线健康平台上存在大量的未经证实的健康信息，患者很难从海量的健康信息中选择有用或有趣的健康信息。同时，社交媒体上无处不在的“信息孤岛”导致患者接收到大量的同质信息，这进一步降低了患者信息接收的效率。一旦患者收到的健康信息超过了患者自身处理能力的临界点，就会引起信息过载，从而增加患者的健康焦虑。因此，本章提出以下假设。

H5-2：患者信息支持接收与健康焦虑呈“U”形关系。

5.2.2 患者情感价值创造行为对健康焦虑的曲线效应

在线健康平台上的情感价值创造行为是指患者接收和提供与情感相关的社会支持。慢性病管理对患者而言是一个长期的过程，患者需要平台上的情感支持来培养良好的健康态度，这有助于缓解患者在慢性病管理过程中可能经历的健康焦虑。先前的研究已经证实了必要的社会支持在减少焦虑中的作用。情感支持是社会支持的重要组成部分，由于平台上必要的情感交互有助于实现平台上的患者赋权。赋权反映了患者自主性以及患者在获取健康信息和做出与自身健康相关决策的权利和责任的信念。患者赋权通常意味着患者能够成功控制病情并保持健康功能。因此，平台上必要的情感交互会对患者的健康焦虑产生重要影响。在情感交互的早期阶段，患者会感受到来自平台的社会支持和赋权，这将有助于患者提高对慢性病自我管理的信念，减少健康焦虑。然而，由于患者的健康焦虑主要来自对疾病不确定性的感知，减少不确定性的一个重要渠道是获得必要的健康信息。因此，随着情感交互数量的不断增加，情感交互的边际效应也在逐渐显现。同时，感官过载是信息过载的重要组成部分。感官过载是指个体无法处理传入的刺激，从而导致混乱和沮丧等负面结果。个体感知和处理情感输入的能力有限，在线健康平台中过多的情感交互有可能导致患者的感官过载，这可能会对患者的健康焦虑产生不利影响。因此，本章的假设如下所示。

H5-3：患者情感支持提供与健康焦虑呈“U”形关系。

H5-4：患者情感支持接收与健康焦虑呈“U”形关系。

5.2.3 健康素养的调节效应

健康信息是患者进行健康自我管理、减少焦虑和提升患者幸福感的重要资源。患者参与医疗保健服务的过程被认为是患者慢性病管理成功的关键决定因素。在线健康平台上的信息交互有助于患者获取健康信息，实现患者赋权，并提高患者对自身疾病的控制能力同时获取所需的医学知识。健康素养意味着获得一定水平的知识和个人技能，以改变患者的生活方式，改善自身的健康状况。由于患者的健康素养有限，患者可能无法完全理解医疗环境中产生的健康信息。在这些情况下，更多的健康信息实际上可能会导致患者的困惑和无力感。另外，在在线健康平台上存在大量未经证实的健康信息，参与者在没有足够的健康素养的情况下，很难从大量的信息中快速准确地找到所需的健康信息。先前的研究已经证实，更高的健康素养有助于改善患者的心理健康，并有助于减少健康焦虑。更高的健康素养意味着患者有更好的能力处理在线健康平台中大量的健康信息，而健康素养更高的患者可以更容易从大量的健康信息中找到自身需要的健康信息。同时，较高的健康素养也代表着患者对疾病知识的掌握，这有助于减少患者对疾病的不确定性。因此，更高的健康素养有助于缓解因信息过载和不确定性带来的健康焦虑。因此，健康素养会削弱患者的信息交互与健康焦虑之间的曲线关系。基于此，本章提出以下假设。

H5-5a：患者的健康素养调节了信息支持提供与健康焦虑之间的曲线关系。

H5-5b：患者的健康素养调节了信息支持接收与健康焦虑之间的曲线关系。

5.3 方　　法

5.3.1 研究背景和数据来源

本章从我国最大的专注于糖尿病管理的在线健康平台中收集了数据。本章选择糖尿病管理平台有以下几个原因。第一，根据世界卫生组织（world health organization，WHO）的数据，约有 8.5%的成年人患有糖尿病，同时儿童糖尿病的发病率也在不断增加。第二，糖尿病是第九大死亡原因，2019 年直接导致约 150 万人死亡[①]。第三，糖尿病作为一种典型的慢性病，可以通过关注饮食、进行体育锻炼、服用药物，以及定期筛查、诊断和治疗并发症来控制其带来的不良后果，并预防或延迟疾病的后续发展。在线健康平台帮助糖尿病患者获得所需的健康信息，

① 资料来源：https://www.who.int/zh/news-room/fact-sheets/detail/diabetes。

并养成良好的生活习惯。因此，了解参与者在专注于糖尿病管理的在线健康平台上的互动行为至关重要。该在线健康平台成立于 2005 年，旨在为全国的糖尿病患者提供在线交流的渠道。该平台促进了糖尿病在线参与者之间的对等互动。参与者可以免费加入平台内的讨论板块，分享与糖尿病相关的治疗经验或信息，并询问或回答与糖尿病相关的问题。截至 2022 年 3 月，该平台共有 12 万条帖子和 199 万条回复。本章收集了 2012 年 6 月至 2021 年 6 月平台上所有帖子、回复和参与者的主页信息的相关数据。为了更好地观察平台上个体的价值创造行为，本章排除了参与平台互动不到三年的用户。随后本章进一步排除了不完整记录的数据，由于用户的隐私设置，一些用户的主页信息（如中介中心度、自我披露和其他控制变量）无法获得。本章获得了 77 231 个在线健康平台中的讨论帖子，其中包含 1787 名参与者发布的 828 577 条回复。

5.3.2　变量测量

因变量：本章关注的因变量是患者的健康焦虑（health anxiety，HealAn）。研究使用情感分析技术来分析用户生成内容中表达的健康焦虑水平。情感分析作为一种重要的文本挖掘技术，已被广泛应用于在线平台上测量用户态度和情感的研究中。在这项研究中，研究使用 Python 中的 SnowNLP 包进行情感分析。患者的健康焦虑情绪得分在 0 到 1。患者的健康焦虑的情感得分越接近 1，代表患者的健康焦虑水平越高。本章根据用户 ID 计算了每个参与者发布所有内容的平均健康焦虑得分。情感分析的详细过程如下所示。

本章使用情感分析技术来分析用户生成内容中表达的健康焦虑水平。SnowNLP 是专门为中文自然语言处理而开发的，具有情感分析等各种内置功能。SnowNLP 是在处理英语语料库的 Textblob 基础上进行的改进。SnowNLP 支持自我训练数据集，以提高特定类型情绪评级（如焦虑）的准确性。因此，为了测量这种特定类型的情绪——健康焦虑，SnowNLP 的处理步骤首先涉及手动标引与健康焦虑相关的语料库；其次，使用标引的语料库训练一个新的情感模型评分文件；最后，基于新情感模型的训练结果，对整个数据集进行重新处理，并计算出最终的健康焦虑评分。具体来说，本章首先从数据集中随机选择 3000 条帖子作为训练数据，并招募了四名管理学专业的研究生根据统一的标引规则对内容进行标引。其次，本章将四名研究生分为两组，并将 3000 个帖子随机分为两个子样本，确保每个子样本有 1500 个帖子供每个小组成员标引。在完成第一轮标引后，每组成员交换标引任务，以确保每个子样本均由两个成员处理。最后，本章通过交叉验证来评估手动标引的可靠性；Cohen’s Kappa 系数平均超过 0.86，表明标引器的可靠性良好。表 5-1 显示了患者健康焦虑的标引规则。

表 5-1　患者健康焦虑的标引规则

类型	关键词	示例	标签
健康焦虑	如焦虑、抑郁、担忧、紧张、恐慌、疯狂、易怒等	“最近我有点担心。从前一阵子到现在，我对艾滋病有各种各样的恐惧，然后在中间发现我的血糖耐受性受损。所以现在我非常担心和焦虑……”	1/0
非健康焦虑	如乐观、积极治疗、快乐、享受生活、坚持下去、不坏等	“我今天的表现很好。晚点会奖励自己吃一个苹果，继续保持快乐地治疗自己的糖尿病……”	1/0

随后，本章基于标引内容更新了 SnowNLP 的语料库，以更好地分析本章关注的特定类型的情感——健康焦虑。然后，研究使用新的健康焦虑评分语料库来训练 SnowNLP 模型，以生成健康焦虑情感模式的相关文件。基于训练结果，本章评估了所有用户生成的内容，并计算了用户与健康焦虑相关的情感得分。健康焦虑的情感得分范围在 0 到 1。得分越接近 1，患者的健康焦虑程度就越高。为了确保本章评级的准确性，研究招募了一名医学专业的研究生，并从本章的健康焦虑评分文件中随机选择并手动标记了 1000 个结果，并将手动标引的结果与 SnowNLP 模型分析的结果进行对比。结果显示，SnowNLP 模型分析的准确率达到了 95.3%。之后，根据每个参与者的用户 ID 和内容发布时间，本章分别计算了相关用户在时间 t 时的健康焦虑平均得分。

自变量：本章的自变量包括信息支持提供（informational support provision，InfoP）、情感支持提供（emotional support provision，EmoP）、信息支持接收（informational support receipt，InfoR）和情感支持接收（emotional support receipt，EmoR）。本章通过机器学习中的文本分类算法从用户生成的文本内容帖子中提取研究所需的自变量。本章首先从用户生成的文本内容中随机抽取了 6249 条内容，并进行了手动标引。在完成手动标引样本后，研究对中文文本进行了预处理，并使用词频-逆文档频率（term frequency-inverse document frequency，TF-IDF）算法提取特征向量。然后，研究将标记的样本随机分为 80%的训练集和 20%的测试集，并使用支持向量机（support vector machine，SVM）算法进行文本分类的训练，支持向量机已被广泛应用于各种文本分类研究，并已被先前研究证明具有良好的分类性能。本章使用十折交叉验证法（10-fold cross-validation）来训练文本分类器。训练模型在测试集上的结果表明，支持向量机分类器在信息支持和情感支持方面的准确率分别为 90.47%和 90.29%，满足了本章的分类要求。接下来，研究使用经过训练的分类器对用户生成的其余信息进行自动分类。以下描述了文本分类的详细过程。

本章自变量的文本分类过程主要包括标引规则、样本标引、文本切分、文本分类器的构建和性能评估。本章使用 R 语言工具进行文本分类。具体过程如下所示。

（1）标引规则：本章首先从患者在线互动的非结构化文本数据中确定了信息支持和情感支持的标引规则。例如，信息支持是通过患者发布的关于用药、饮食、锻炼、睡眠和其他方面的内容中的专业词汇的总使用量来衡量的；情感支持则是通过患者发布内容中“继续前进”“不要焦虑”“别放弃”“保持冷静”等情感词汇的总使用量来衡量的。帖子是根据每个帖子中出现的关键词进行分类和标记的。有些帖子可能同时属于情感支持和信息支持两类。支持类型的标引规则如表 5-2 所示。

表 5-2　支持类型的标引规则

类型	关键词	示例	标签
信息支持	饮食、运动、用药、医疗建议、身体指标分析等方面的建议	“我的餐后血糖很明显。如果我注射速效胰岛素，血糖就会马上降低。这就是我的血糖对中餐的反应——就打一针就好了……”	1/0
情感支持	诸如振作起来、好好休息、别担心、祝一切顺利、好运、早日康复等短语	“上帝关上一扇门就会为你打开一扇窗。塞翁失马焉知非福。态度决定一切……”	1/0

（2）样本标引：本章从所有的文本内容中随机选择 6249 条内容，并招募了 8 名管理学研究生进行标引工作，标引人员按照统一的标引规则对信息支持和情感支持内容进行标引。本章首先将八名研究生分为两组（一组用于信息支持标引，另一组用于情感支持标引），每组四名学生。在第二步中，本章将随机选择的 6249 条内容平均划分为四个子样本，每个子样本中有 1563 条内容，并将其随机分配给每个标引组的四名成员进行标引。第一轮标引完成后，四名成员会随机交换标引任务，以确保每个子样本均由两名成员负责处理。在第三步中，本章通过交叉验证来评估手动标引的准确性。Cohen’s Kappa 系数平均大于 0.89，表明标引者的可靠性是符合要求的。

（3）文本切分：本章随后将自然语言转化为机器可以处理的形式。研究使用 R 语言中的 Jieba 程序包对样本数据进行切分，然后基于外部参考的停用词词典去除相关的停用词。然后，本章使用 TF-IDF 来选择特征词，并构建一个向量空间模型来表示每个句子。

（4）文本分类器的构建和性能评估：本章将步骤 2 中获得的 6249 个标引内容按照 8∶2 的比例随机分为 5000 个训练集和 1249 个测试集。前者用于训练文本分类模型，而后者用于评估训练模型的预测精度。然后，研究使用支持向量机算法对训练数据进行分类，研究使用十折交叉验证来训练分类器，并使用测试集数据评估其分类性能。以下指标用于测试每个模型的性能：准确性（accuracy）、精确度（precision）、召回率（recall）和 *F*1 分数。R 语言用于文本分类器的性能评估。性能评估结果如表 5-3 所示。从表 5-3 中可以看出，对于这些变量，基于支持向量机算法的分类器的准确率在 85%以上，满足了本章文本分类的要求。使用训练完成的分类器对未标记的患者交互文本数据进行分类。本章结合患者的发帖/回复标签，将信息支持和情感支持的内容进一步划分为四个自变量：信息支持提供、信息支持接收、情感支持提供和情感支持接收。

表 5-3　文本分类器性能评估结果

社会支持类型	准确率	精准率	召回率	$F1$ 值
信息支持	0.9047	0.9259	0.7163	0.8079
情感支持	0.9029	0.8994	0.6314	0.7419

调节变量：本章的调节变量是患者的健康素养（health literacy，HL），是通过患者发布内容中的平均医学术语数量来衡量的。健康素养是指患者具备获取、处理和理解基本的健康信息以及做出适当健康决策所需要的能力程度。这包括了患者的健康信息获取能力、信息处理能力以及对健康信息的理解能力，以便能够做出适合自己健康情况的决策。健康素养对于患者能够更好地管理自己的健康和参与医疗决策至关重要。先前的研究通常通过患者能够识别或理解的医学术语数量来衡量患者的健康素养。因此，本章在遵循先前研究的基础上，通过患者在在线健康平台上使用的医学术语数量来衡量患者的健康素养。本章以清华大学开放中文词库的医学术语词典作为基础，结合从平台上随机选择的 3000 个帖子中手动提取的医学术语，并将其添加到研究的语料库中。接下来，本章使用 R 语言进行术语识别，以衡量患者的健康素养。为了确保机器术语识别的准确性，研究还随机选择了 1000 条记录，并进行了手动的医学专业术语识别。结果表明，与人工识别结果相比，机器术语识别的准确率高达 96.81%。

控制变量：为了消除其他因素对实证分析结果的干扰，本章进一步考虑了控制变量，包括用户的中间中心度、自我披露、主页访问数量、好友数量、登录天数和在线时长。

主要变量的定义如表 5-4 所示。

表 5-4　变量描述和测量

变量		表达	变量定义
因变量	健康焦虑	HealAn_{it}	连续变量；在给定时间段 t 内，用户 i 发布内容中的平均健康焦虑得分
自变量	信息支持提供	InfoP_{it}	连续变量；在给定时间段 t 内，用户 i 向其他用户提供的信息支持类消息的总数
	情感支持提供	EmoP_{it}	连续变量；在给定时间段 t 内，用户 i 向其他用户提供的情感支持类消息的总数

续表

变量		表达	变量定义
自变量	信息支持接收	$InfoR_{it}$	连续变量；在给定时间段 t 内，用户 i 直接从其他用户处接收到的信息支持类消息的总数
	情感支持接收	$EmoR_{it}$	连续变量；在给定时间段 t 内，用户 i 直接从其他用户处接收到的情感支持类消息的总数
调节变量	健康素养	HL_{it}	连续变量；在给定时间段 t 内，用户 i 发布的内容中包含的医学专业术语的平均数量
控制变量	中间中心度	$Between_{it}$	连续变量；在给定时间段 t 内，用户 i 在社交网络中的中间中心度
	自我披露	$SelfD_{it}$	连续变量；在给定时间段 t 内，用户 i 个人资料的完整程度
	主页访问数量	$Visit_{it}$	连续变量；在给定时间段 t 内，用户 i 主页的访客数量
	好友数量	$Friends_{it}$	连续变量；在给定时间段 t 内，用户 i 在平台上拥有的好友数量
	登录天数	$Signed_{it}$	连续变量；在给定时间段 t 内，用户 i 登录平台的天数
	在线时长	$Online_{it}$	连续变量；在给定时间段 t 内，用户 i 在平台上的在线时长（单位：小时）

5.3.3 数据处理与实证模型

本章的数据处理过程包括三个步骤（图 5-2）。第一，本章使用文本挖掘技术来处理用户生成的非结构化文本数据。具体来说，本章使用机器学习算法对信息和情感支持类型进行了分类。然后，本章使用情感分析计算了患者的健康焦虑，并使用术语识别计算了患者的健康素养。第二，本章使用 R 语言来处理结构化数据，并使用社交网络分析包 Pajek 来计算基于发送-回复网络的中间中心度。第三，

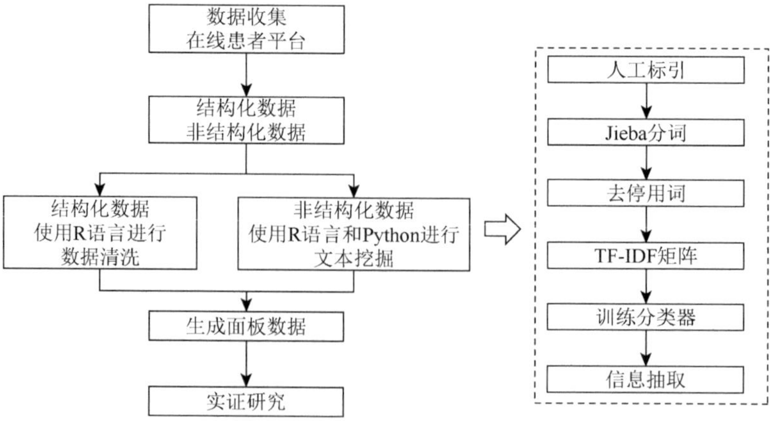

图 5-2 数据处理过程

本章研究进行了实证分析，探讨了信息交互与健康焦虑之间的曲线关系以及健康素养的调节作用。

同时，健康焦虑模型的 Hausman 规范检验支持本章固定效应模型的选择（$\chi^2 = 92.503$，$p < 0.001$）。因此，本章使用 R 语言中的 PLM 软件包中的固定效应模型测试了本章的研究假设。研究分别将自变量、调节变量和控制变量滞后一个时期，以避免因反向因果关系而引起的潜在内生性问题，即较低水平的健康焦虑可能会影响参与者的社会交互。本章的实证模型具体如下所示：

$$\begin{aligned}\text{HealAn}_{i,t} = {} & \beta_0 + \beta_1\text{InfoP}_{i,t-1} + \beta_2\text{EmoP}_{i,t-1} + \beta_3\text{InfoR}_{i,t-1} + \beta_4\text{EmoR}_{i,t-1} \\ & + \beta_5\text{InfoP}^2_{i,t-1} + \beta_6\text{EmoP}^2_{i,t-1} + \beta_7\text{InfoR}^2_{i,t-1} + \beta_8\text{EmoR}^2_{i,t-1} + \beta_9\text{InfoP}_{i,t-1} \\ & \times \text{HL}_{i,t-1} + \beta_{10}\text{InfoP}^2_{i,t-1} \times \text{HL}_{i,t-1} + \beta_{11}\text{InfoR}_{i,t-1} \times \text{HL}_{i,t-1} + \beta_{12}\text{InfoR}^2_{i,t-1} \\ & \times \text{HL}_{i,t-1} + \sigma\text{Control}_{i,t-1} + \tau\text{Year}_{t-1} + \mu_{i,t-1}\end{aligned} \tag{5-1}$$

其中，$\text{HealAn}_{i,t}$ 为参与者 i 在 t 期间的健康焦虑水平；$\text{InfoP}_{i,t-1}$、$\text{EmoP}_{i,t-1}$、$\text{InfoR}_{i,t-1}$ 以及 $\text{EmoR}_{i,t-1}$ 为患者 i 在 t–1 时期的社会交互变量；$\text{Control}_{i,t-1}$ 为控制变量；Year_{t-1} 为时间固定效应；β、σ 和 τ 为要估计的模型参数；$\mu_{i,t-1}$ 为误差项。

5.4　结　　果

5.4.1　描述性统计结果

考虑到变量大小的差异，本章对模型中主要的自变量和控制变量进行了标准化处理。同时，为了更清楚地显示平台内信息支持和情感支持交换的数量，本章在表 5-5 中报告了自变量进行标准化之前的分布结果。表 5-5 给出了变量的描述性统计结果。从表 5-5 中可以看出，患者健康焦虑的平均值和标准差分别为 0.6 和 0.2，表明在线健康平台中参与者有着中等的健康焦虑水平。变量之间的 VIF 在 1.061～3.961，表明实证模型中变量之间不存在严重的多重共线性。

表 5-5　变量的描述性统计结果

变量		均值	标准差	最小值	最大值	VIF
因变量	健康焦虑	0.6	0.2	0	1	1.084
自变量	信息支持提供	118.3	457.4	0	10 236	3.961
	情感支持提供	3.3	16.4	0	722	3.218
	信息支持接收	82.3	331.7	0	8 339	3.058
	情感支持接收	2.5	13.3	0	542	2.917

续表

变量		均值	标准差	最小值	最大值	VIF
调节变量	健康素养	1.5	4.3	0	288	1.061
控制变量	中间中心度	0.2	1	0	27.9	1.355
	自我披露	3.2	2	0	7	1.066
	主页访问数量	1.8	0.3	0.7	2.4	1.864
	好友数量	1.2	1.3	0	6.1	1.326
	登录天数	2.1	2.4	0	7.7	1.152
	在线时长	1.9	0.3	0	2.4	1.665

5.4.2　价值创造行为对健康焦虑的影响

表 5-6 汇报了本章固定效应模型的估计结果。本章仅汇报了关键解释变量的回归估计结果。此外，研究采用逐步回归的方式进行实证分析。首先，本章在模型 1 中加入了自变量、自变量的平方项和控制变量。其次，研究将健康素养的交互效应纳入模型 2 中。表 5-6 中的结果显示，虽然信息支持提供与健康焦虑呈显著的正相关关系（$\beta = 0.062$，$p < 0.01$），但患者信息支持提供的平方项系数显著为负（$\beta = -0.004$，$p < 0.01$），这一结果表明信息支持提供与患者的健康焦虑之间呈倒“U”形关系。因此，H5-1 得到支持。该曲线如图 5-3（a）所示。此外，患者情感支持提供的系数负向显著（$\beta = -0.055$，$p < 0.01$），情感支持提供的平方项系数正向显著（$\beta = 0.006$，$p < 0.05$）。这一结果证实了患者情感支持提供与健康焦虑之间呈“U”形关系。因此，H5-3 得到了支持，该曲线如图 5-3（b）所示。此外，信息支持接收与健康焦虑呈显著的负相关关系（$\beta = -0.022$，$p < 0.01$），而信息支持接收的平方项系数显著且正向（$\beta = 0.005$，$p < 0.01$）。这一结果证实了信息支持接收和健康焦虑之间同样存在“U”形关系，因此 H5-2 得到支持，该曲线如图 5-3（c）所示。然而，患者情感支持接收和情感支持接收的平方项系数均不显著。因此，H5-4 未得到支持。

表 5-6　价值创造行为对患者健康焦虑影响的回归结果

变量	因变量：健康焦虑（HealAn）	
	模型 1	模型 2
信息支持提供（InfoP）	0.057***	0.062***
	（0.006）	（0.007）

续表

变量	因变量：健康焦虑（HealAn）	
	模型 1	模型 2
情感支持提供（EmoP）	−0.050***	−0.055***
	（0.007）	（0.007）
信息支持接收（InfoR）	−0.012***	−0.022***
	（0.004）	（0.004）
情感支持接收（EmoR）	−0.004	−0.002
	（0.008）	（0.008）
$InfoP^2$	−0.004***	−0.004***
	（0.001）	（0.001）
$EmoP^2$	0.006***	0.006**
	（0.002）	（0.002）
$InfoR^2$	0.002***	0.005***
	（0.001）	（0.001）
$EmoR^2$	0.003	0.002
	（0.002）	（0.002）
健康素养（HL）		−0.013***
		（0.002）
HL×InfoP		−0.003
		（0.003）
HL×$InfoP^2$		0.001
		（0.001）
HL×InfoR		0.012***
		（0.002）
HL×$InfoR^2$		−0.002***
		（0.0003）
控制变量	Yes	Yes
时间固定效应	Yes	Yes
样本量	7100	7100
患者数	1787	1787
R^2	0.044	0.089
F 值	25.145***	37.855***

注：本表汇报了标准化估计系数；括号内为标准误

***表示 $p<0.01$，**表示 $p<0.05$

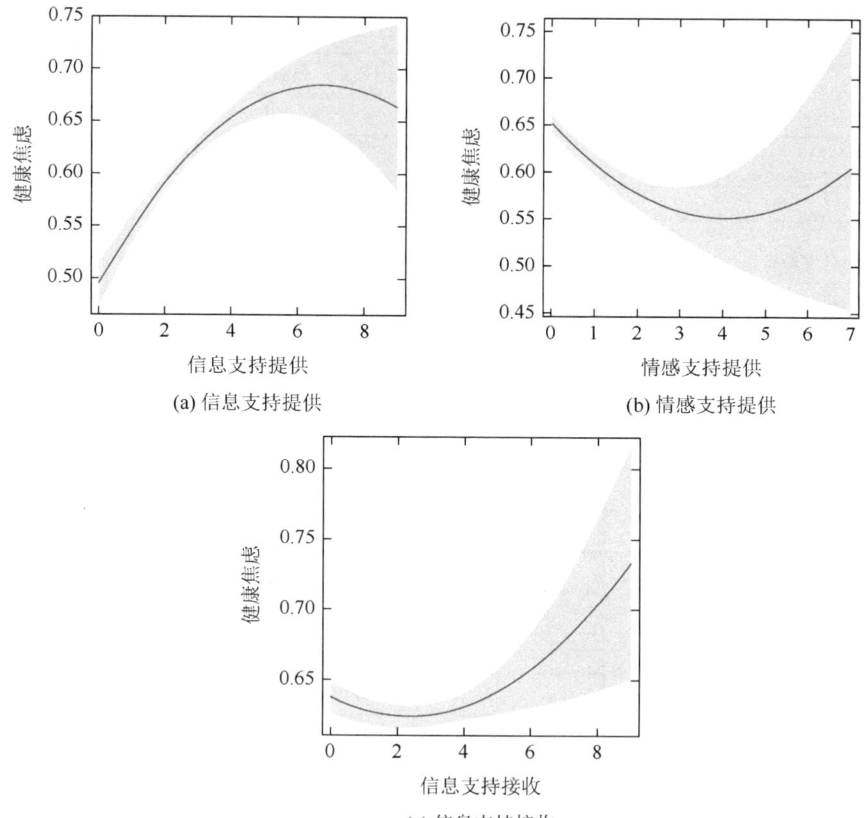

(a) 信息支持提供　(b) 情感支持提供　(c) 信息支持接收

图 5-3　价值创造行为与患者健康焦虑的曲线关系

5.4.3　健康素养的调节效应

H5-5 提出，患者的信息支持提供和接收对健康焦虑的曲线影响效应会受到患者健康素养的调节。为了检验这一假设，研究将患者健康素养的调节效应纳入实证模型中，具体通过在实证模型中增加信息支持提供和接收与健康素养之间的交互项，以及信息支持提供和接收的平方项与健康素养之间的交互项来实现。调节效应的结果如表 5-6 中的模型 2 所示，患者的信息支持提供、信息支持提供的平方项与健康素养的交互作用并不显著，因此 H5-5a 得不到支持。此外，患者的信息支持接收与健康素养之间交互作用的系数显著且为正（$\beta = 0.012$，$p < 0.01$），同时，信息支持接收的平方项与健康素养之间交互作用的系数显著且为负（$\beta = -0.002$，$p < 0.01$），进而支持了 H5-5b。根据先前研究，本章绘制了健康素养的交互效应（高于或低于均值的 1 个标准偏差），以更清晰地可视化研究的交互效应，如图 5-4 所示。从图 5-4 可以看出，当患者的健康素养较高时，信息支持接

收与健康素养之间存在倒“U”形关系。当患者的健康素养较低时，信息支持接收与健康焦虑之间存在“U”形关系。因此，随着信息支持接收的增加，健康素养较高的患者的健康焦虑逐渐增加，而健康素养较低的患者的健康焦虑逐渐减少。与此同时，随着接收到信息支持数量的进一步增加，健康素养较高的患者的健康焦虑呈下降趋势，而健康素养较低的患者的健康焦虑则呈上升趋势。这一结果进一步证实了患者的健康素养削弱了信息支持接收与健康焦虑之间的曲线关系。最后，本章在表 5-7 中总结了本章所有假设检验的结果。

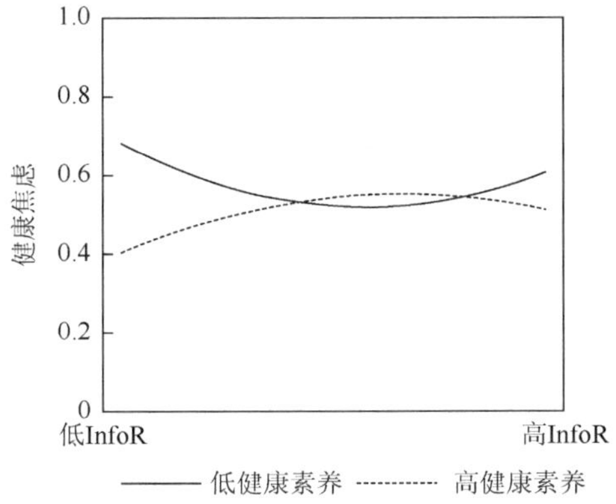

图 5-4　健康素养对信息支持接收和健康焦虑之间的曲线关系的调节效应

表 5-7　假设检验结果汇总

研究假设	结果
H5-1：患者信息支持提供与健康焦虑呈倒“U”形关系	支持
H5-2：患者信息支持接收与健康焦虑呈“U”形关系	支持
H5-3：患者情感支持提供与健康焦虑呈“U”形关系	支持
H5-4：患者情感支持接收与健康焦虑呈“U”形关系	不支持
H5-5a：患者的健康素养调节了信息支持提供与健康焦虑之间的曲线关系	不支持
H5-5b：患者的健康素养调节了信息支持接收与健康焦虑之间的曲线关系	支持

5.5　讨　　论

本章基于不确定性原理、信息过载现象以及动机信息管理理论，探讨了在线健康平台（特别是慢性病管理平台）上患者间信息与情感价值创造行为与健康焦虑之间的曲线关系，以及患者健康素养对信息支持提供与接收和健康焦虑之间关系的调节作用。实证分析结果显示，信息和情感价值创造行为对患者的健康焦虑产生了复杂的曲线效应。不同类型的社交支持交互具有不同的曲线效应。具体来说，信息支持提供与健康焦虑之间的关系呈现出倒“U”形曲线，意味着随着提供信息支持数量的增加，患者的健康焦虑水平会逐渐上升，然后逐渐下降。与信息支持提供倒“U”形的关系不同，情感支持提供与健康焦虑之间呈现出“U”形关系。因此，随着提供的情感支持数量增加，患者的健康焦虑首先会逐渐降低，但当患者提供的情感支持数量超过一定水平时，患者的健康焦虑的程度将呈现出逐步上升的趋势。与情感支持提供类似，患者的信息支持接收与健康焦虑之间也存在“U”形关系。这也意味着随着患者信息支持接收数量的增加，患者健康焦虑的水平将逐渐降低，在患者的健康焦虑达到最低点后，随着信息支持接收数量的进一步增加，患者的健康焦虑将逐渐上升。同时，患者的健康素养可以缓解信息支持接收和健康焦虑之间的曲线关系。本章的实证分析发现进一步增加了现有文献中对在线健康平台上患者价值创造行为与健康焦虑之间关系的理解。

本章同样为在线健康平台和患者价值创造行为的文献提供了新的见解。首先，本章拓展了先前仅关注价值创造行为对健康结果线性影响效应的文献，将视角聚焦到价值创造行为的曲线影响效应。其次，通过借鉴动机信息管理理论，本章探索了在线健康平台中不同类型的价值创造行为对健康焦虑不同的曲线影响效应，并拓展了动机信息管理理论在在线医疗领域中的应用。最后，本章利用不确定性原理来确定患者的健康素养对信息支持接收和健康焦虑之间曲线关系的调节作用。此外，本章进一步拓展了对信息和情感互动边际效应的理解。这些发现也为专注于慢性病管理的在线健康平台的运营管理者提供了决策支持，以优化平台中的互动功能，促进在线健康平台的可持续发展。

5.6　本章小结

本章旨在探索专注于慢性病管理的在线健康平台中患者间信息和情感价值创造行为与健康焦虑之间潜在的非线性关系。基于不确定性原理、信息过载现象以及动机信息管理理论，本章发现不同类型的价值创造行为与患者健康焦虑之间存在不同的曲线效应，且患者的健康素养能有效缓解信息支持接收与健康焦虑之间的曲线关系。本章推动了利用在线健康平台缓解患者健康焦虑的理论和实践，补充了在线健康平台中患者间的价值创造行为对其健康焦虑曲线影响效应的文献。此外，本章还进一步丰富了文本挖掘方法在在线健康平台中价值创造研究中的应用。

本章参考文献

Aggarwal R，Singh H. 2013. Differential influence of blogs across different stages of decision making：the case of venture capitalists. MIS Quarterly，37（4）：1093-1112.

Anderson R M，Funnell M M. 2005. Patient empowerment：reflections on the challenge of fostering the adoption of a new paradigm. Patient Education and Counseling，57（2）：153-157.

Barsky A J，Ettner S L，Horsky J，et al. 2001. Resource utilization of patients with hypochondriacal health anxiety and somatization. Medical Care，39（7）：705-715.

Bodenheimer T，Lorig K，Holman H，et al. 2002. Patient self-management of chronic disease in primary care. Journal of the American Medical Association，288（19）：2469-2475.

Croissant Y，Millo G. 2008. Panel data econometrics in R：the plm package. Journal of Statistical Software，27（2）：1-43.

Donovan R J，Rossiter J R. 1982. Store atmosphere：an environmental psychology approach. Journal of Retailing，58（1）：34-57.

Huang K Y，Chengalur-Smith I，Pinsonneault A. 2019. Sharing is caring：social support provision and companionship activities in healthcare virtual support communities. MIS Quarterly，43（2）：395-424.

Introne J，Erickson I，Semaan B，et al. 2020. Designing sustainable online support：examining the effects of design change in 49 online health support communities. Journal of the Association for Information Science and Technology，71（4）：379-394.

Jacobson N C，Lord K A，Newman M G. 2017. Perceived emotional social support in bereaved spouses mediates the relationship between anxiety and depression. Journal of Affective Disorders，211：83-91.

Liu S，Si G S，Gao B J. 2022. Which voice are you satisfied with？Understanding the physician–patient voice interactions on online health platforms. Decision Support Systems，157：113754.

Mirzaei T，Esmaeilzadeh P. 2021. Engagement in online health communities：channel expansion and social exchanges. Information & Management，58（1）：103404.

Nutbeam D. 2008. The evolving concept of health literacy. Social Science & Medicine，67（12）：2072-2078.

O'Reilly C A. 1980. Individuals and information overload in organizations：is more necessarily better. Academy of Management Journal，23（4）：684-696.

Ren Y J，Li M L. 2020. Influence of physical exercise on social anxiety of left-behind children in rural areas in China：the mediator and moderator role of perceived social support. Journal of Affective Disorders，266：223-229.

Willis E. 2016. Patients' self-efficacy within online health communities：facilitating chronic disease self-management behaviors through peer education. Health Communication，31（3）：299-307.

第 6 章　患者对智能导诊服务价值感知和持续价值创造行为研究

近年来，算法、算力和大数据三大要素的变革性发展，使得人工智能（artificial intelligence，AI）呈现爆发的趋势，人工智能的产品形态和应用边界不断拓宽。目前，许多组织正在将 AI 驱动的智能代理作为初步过滤器，以提供更好的客户服务。在医疗健康领域，卫生部门也开始提供 AI 驱动的服务，以协助疾病诊断和治疗。智能医疗导诊（intelligent medical guidance，IMG）是人工智能在全流程诊疗服务中的典型应用之一，指的是利用人工智能技术实现用户自助的疾病分诊服务。患者通过与人工智能互动，在诊前对自身的情况有初步的了解，并获取到推荐的科室和医生的信息。作为诊疗服务的第一环，智能导诊使用体验直接影响用户后续就诊体验，使用过基于人工智能的症状筛查系统的患者表示他们收获了对他们有用的健康信息，有助于其对病情做出更准确的诊断。医疗服务全流程中每一个环节，都会影响患者的总体就医体验。服务的实施，需要用户持续使用才能充分体现其价值。因此，研究智能导诊用户持续使用行为具有重要的意义。

过去的研究表明，统计模型比人类直觉更为可靠。然而，仅有少数移动医疗设备或在线医疗服务能够留住用户，但短期使用不足以实现预期结果，这与人工智能导诊服务旨在帮助患者获得更佳诊断的初衷相悖。因此，成功实施基于 AI 的系统需要对用户的感知和态度进行细致的评估。尽管已有研究表明，只有一部分人愿意继续使用医疗人工智能设备，但对于患者为何再次使用 IMG 服务的原因尚不明确。目前，现有研究尚未系统探究诊断前 AI 对患者决策的影响，并缺乏一个全面的理论框架来解释 AI 驱动的医疗保健服务及其使用的影响因素。另外，以往文献对使用 IMG 服务经验如何影响患者决策过程的理解较为缺乏。鉴于 AI 的特殊性，这些问题变得尤为突出。基于此，本章旨在研究用户对 AI 驱动的 IMG 系统持续使用意愿的影响因素。具体的研究问题如下所示。

（1）哪些因素影响患者持续使用 IMG 服务的意愿？

（2）以往使用 IMG 服务的经验如何影响患者决策？

基于刺激-机体-反应（stimuli-organism-response，S-O-R）框架，本章从 IMG 系统的特征多样性、用户感知价值等视角建立患者满意度和持续使用 IMG 的实证模型，为拓展对医疗 AI 应用的理解和未来发展提供了一定的理论基础和实践参考。

6.1　研究模型和假设

S-O-R 模型认为环境刺激影响个体的认知和情感，最终影响其行为反应。S-O-R 模型在信息系统研究中已得到广泛应用，帮助阐明用户在各种环境中的在线行为，如社交媒体（微信和 Facebook 等）、移动商务（在线购物）以及新兴信息技术（虚拟现实和 AI）。在 S-O-R 模型中，刺激包括环境因素（如任务、审美、社会条件）、产品属性（如专业性和流动性）以及特定情绪。在信息系统成功模型中信息系统的三个维度为系统质量、信息质量和服务质量。本章基于这三个维度，将 IMG 的四个特征，即信息特征——专业性、系统特征——便利性以及服务特征——拟人化和保密性，纳入 S-O-R 模型中作为刺激因素。本章构建了一个假设研究模型，如图 6-1 所示。

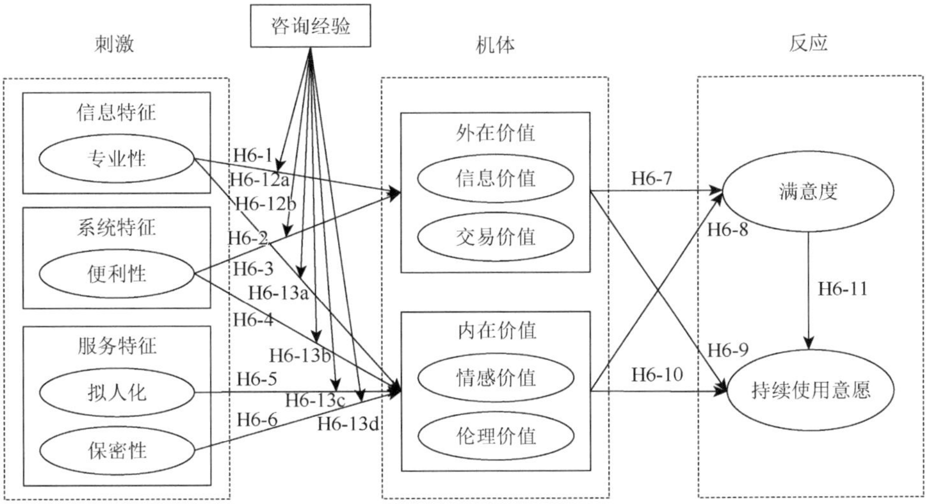

图 6-1　假设研究模型

6.1.1　信息特征：专业性

IMG 的信息属性体现在其提供专业知识或准确指导的能力上。专家的医学知识被认为是医疗质量的关键因素。考虑到普通人对疾病的了解普遍有限，咨询方的专业知识成为健康决策中的一个重要因素。在寻求健康专家指导时，IMG 可以成为一个可靠的信息来源，为患者提供相关疾病及症状等方面的指导。在医疗决策的早期阶段，患者常因焦虑而做出仓促的决定，通过 IMG 提供精准的医疗信息有助于减轻患者的焦虑感。根据 S-O-R 理论，IMG 的专业性能够刺激个体产生特定的反应：当用户认为 IMG 给出的信息精确无误时，他们会感知到它的实用性；当 IMG 使用户的生活更加便捷时，用户会对其产生情感依恋。因此，我们提出以下假设。

H6-1：IMG 的专业知识积极影响用户感知的外在价值。

H6-2：IMG 的专业知识积极影响用户感知的内在价值。

6.1.2 系统特征：便利性

服务便利性被视为在最短的时间内以最少的人力完成任务的能力，在智能导诊的使用场景下，便利性指的是能帮助用户在最短时间内完成挂号就诊流程的能力。便利性是 IMG 的系统特征。与传统的咨询方式不同，IMG 不受时空限制，这增加了患者对 IMG 服务的感知价值。IMG 的便利性使患者的生活更加便利，从而影响客户对整体服务的质量评估，增强了用户感知的内在价值和外在价值。患者能够随时随地获取医疗信息和更便利地获取医疗服务，有利于缓解其焦虑情绪。因此，IMG 的便利性增加了用户感知的外在价值和内在价值。基于此，我们提出以下假设。

H6-3：IMG 的便利性积极影响用户感知的外在价值。

H6-4：IMG 的便利性积极影响用户感知的内在价值。

6.1.3 服务特征：拟人化和保密性

患者通常需要来自朋友、亲戚、医务人员和网民的情感支持。拟人化是非人类实体的独特特征，意味着让非人类实体的行为具有与人类相似的特征、意图或情感，让他们仿佛人类一样自然。AI 的拟人化有助于减少交互中的不确定性。基于人类特征（如友好性和智能化）的推断可能会弥补用户知识或经验的感知不足，从而增强了 IMG 使用对用户的吸引力，提高了用户的情感信任以及对其能力的期望。保密性是指用户感知到任何第三方都不会知道的对话内容，即隐私得到保护——这也是医学伦理的一部分。保密性反映了用户隐私得到保护的程度，当用户隐私在医疗保健环境中得到保护时，患者会更有信心进行沟通，并感到更安全，进而改善用户体验。IMG 为用户提供了一个私人窗口用于就诊前咨询，这种隐私保护措施可以改善用户感知的情感和道德价值，从而激发用户的反应。

H6-5：IMG 的拟人化对用户感知的内在价值有积极影响。

H6-6：IMG 的保密性对用户感知的内在价值有积极影响。

6.1.4　感知价值、满意度和持续使用意愿

感知价值是指用户对产品或服务的整体效益和成本所做的评估。本章将感知价值视为一个多维度变量，用于解释用户对 IMG 价值的感知。感知价值分为外在价值（external value，EXV），包括经济价值和社会价值，以及内在价值（intrinsic value，INV），包括享乐价值和利他价值。基于动机理论，本章将用户感知价值分为信息价值、交易价值、情感价值和伦理价值四种价值。外在价值源于 IMG 的信息获取功能，即拥有提供信息和快速注册的能力（信息价值和交易价值）；而内在价值源于用户使用 IMG 的自我保护，因此其信息保密和用户愉悦感也被视为其内在价值。具体来说，用户感知价值主要包括以下四种。

（1）信息价值。其用于衡量用户对使用 IMG 获取医疗信息和知识的感知期望。通过使用 IMG，用户能够获取过去患者无法获得的有价值的医疗知识、相关疾病和附属医院的信息，这有助于他们做出就医的判断。

（2）交易价值。IMG 通过辅助用户注册和咨询医生提高交易价值。使用 IMG 产生的交易价值可用于衡量网站如何通过提供相关信息帮助用户做出购买决策。

（3）情感价值。情感价值是指用户使用 IMG 所产生的情感效用。这是他们感知价值的重要组成部分。一般来说，当用户面临健康状况不佳的情况时，他们会表现出焦虑和不安。IMG 帮助用户缓解这些情绪，从而为用户产生积极的效用。

（4）伦理价值。其也被称为利他价值，指使用 IMG 影响用户的道德感和正义感，反映了用户对规则和条例可靠性的信任。与以往的问诊模式不同，智能问诊也给用户带来了私密感。同时，用户也可以依靠 IMG 来帮助他们解决问题。

人们倾向于最大化他们的决策效用。有学者将技术接受模型（technology acceptance model，TAM）的感知有用性与用户满意度结合起来解释用户的信息系统持续使用意图。在不同的研究背景下，信息系统用户满意度与其持续使用意愿相关。以往研究已经证实了感知价值对满意度和持续性的积极影响。如果用户对 IMG 的感知价值较高，他们更有可能对其服务感到满意并进行积极评价。因此，用户在最初采用 IMG 后感到有价值则更有可能继续使用 IMG。因此，我们推断外在价值与内在价值会正向影响满意度与持续使用意愿。

H6-7：外在价值对用户满意度有积极影响。

H6-8：内在价值对用户满意度有积极影响。

H6-9：外在价值正向影响用户对 IMG 服务的持续使用意愿。

H6-10：内在价值正向影响用户对 IMG 服务的持续使用意愿。

H6-11：用户满意度正向影响用户对 IMG 服务的持续使用意愿。

6.1.5 咨询经验

用户体验在很大程度上影响着用户的行为、思维模式、价值感知和意图。在咨询医生前，患者通常会进行网络搜索、寻求熟人建议或致电医院服务台。由于过去通过这三种模式进行咨询的经历各不相同，用户的关注点也各不相同。尽管网络搜索方便快捷，但其准确性有待考查，患者也容易遭受信息过载。更多依赖网络搜索的用户为了寻求便利可能会重视 IMG 的专业性、拟人化和保密性。偏好熟人推荐的用户可能是受到中国文化的影响，这实际上反映了带有情感或工具特征的社会关系。但熟人推荐往往是经验性的，缺乏专业性，因此用户将更关注 IMG 的专业性和便利性，而不是拟人化和保密性。选择医院指导的用户可能会得到更专业的建议，但由于医院人力资源短缺，患者咨询体验往往不佳，如等待时间长。因此，这些用户可能更关注 IMG 的便利性和保密性，而不是专业性和拟人化。因此，我们假设咨询经验会调节用户对 IMG 的感知价值。

H6-12a：咨询经验调节专业性和感知外在价值之间的关系。
H6-12b：咨询经验调节便利性和感知外在价值之间的关系。
H6-13a：咨询经验调节专业性和感知内在价值之间的关系。
H6-13b：咨询经验调节便利性和感知内在价值之间的关系。
H6-13c：咨询经验调节拟人化和感知内在价值之间的关系。
H6-13d：咨询经验调节保密性和感知内在价值之间的关系。

6.2 方 法

6.2.1 变量定义与测量

为了确保量表的有效性，从现有的经过验证的量表中调整了变量的测量项以形成本章的问卷，以利克特 7 级量表测量这些变量，选择范围从 1（非常不同意）到 7（非常同意）。由于原始测量项是英文的，需要进行反向翻译程序以确保英文和翻译的中文量表之间没有显著差异。此外，还邀请了两位信息系统专家教授提供建议，并根据反馈进行了部分修正，以提高问卷的清晰度和可理解性。最终量表整体设计如表 6-1 所示。

表 6-1　变量测量及来源

潜变量	测量变量
专业性	EXP1：IMG 在提供就诊建议上有足够的见解
	EXP2：IMG 在提供就诊建议上经验丰富
	EXP3：IMG 在提供就诊建议上是专业的
	EXP4：IMG 知道如何提供就诊建议
便利性	CON1：我可以随时选择使用 IMG
	CON2：使用 IMG 可以不受时间限制
	CON3：使用 IMG 可以不受空间限制
	CON4：我方便的时候都可以使用 IMG
保密性	COT1：会有人知道我与 IMG 交流的内容
	COT2：会有人知道我向 IMG 咨询的症状
	COT3：会有人窃取我与 IMG 沟通的数据
拟人化	APM1：IMG 有自己的想法
	APM2：IMG 有自己的意识
	APM3：IMG 有自己的自由意志
	APM4：IMG 有自己的情感
	APM5：IMG 有自己的倾向
信息价值	IFV1：我可以通过 IMG 积累很多知识
	IFV2：我可以通过 IMG 获取各种信息
	IFV3：我可以通过 IMG 获取很多有用的信息
	IFV4：如果可以，我会通过 IMG 咨询一些实际问题
交易价值	TRV1：使用 IMG 会提高我获取就诊所需信息的效率
	TRV2：使用 IMG 有助于我获得完整的就诊所需信息
	TRV3：我认为使用 IMG 的链接挂号很方便
	TRV4：我认为 IMG 应该提供更多的挂号支持
情感价值	EMV1：我享受使用 IMG
	EMV2：我想要使用 IMG
	EMV3：使用 IMG 会让我感到放松
	EMV4：使用 IMG 会让我感到开心
伦理价值	ETV1：使用 IMG 有助于我更好地照顾同伴
	ETV2：使用 IMG 能保护疾病信息的隐私
	ETV3：使用 IMG 能确保一切就诊流程正确、合规，如同前往医院就诊
	ETV4：使用 IMG 可以遵循政府、医院的医疗政策

续表

潜变量	测量变量
满意度	SAT1：我对使用 IMG 感到满意
	SAT2：使用 IMG 是一个明智的决定
	SAT3：总体来说，使用 IMG 时我体验良好
	SAT4：在咨询过程中，IMG 提供的服务令人满意
持续使用意愿	CUI1：我打算将来继续使用 IMG
	CUI2：每次去医院之前，我会尝试使用 IMG
	CUI3：我不打算停止使用 IMG
	CUI4：如果有需要，我愿意继续使用 IMG

6.2.2　数据收集

本章通过 Credamo 见数的在线调查收集经验数据（一个数据质量得到全球研究机构认可的专业研究平台，网址：https://www.credamo.com/#/）。为确保参与者曾使用过 IMG，我们要求参与者按照问卷开头的提示在微信上使用 IMG 并咨询症状，并在咨询结束后再填写问卷。此外，我们还询问了参与者获取医疗指导的各种方式，包括网络咨询、熟人推荐、医院指导台咨询或无须咨询等。为确保问卷质量和有效性，我们询问了参与者咨询的症状以及他们从 IMG 收到的反馈，共收到 680 条回复，将与 IMG 建议不符的症状归类为无效问卷。剔除 122 份无效问卷，最终留下 558 份有效问卷，表 6-2 中列出了样本统计数据。

表 6-2　样本统计数据

变量	选项	频率	占比/%
性别	男性	222	39.78
	女性	336	60.22
年龄	20 岁及以下	15	2.69
	21～30 岁	264	47.31
	31～40 岁	235	42.11
	41～50 岁	26	4.66
	50 岁以上	18	3.23
教育	初中	15	2.69
	高中	63	11.29

续表

变量	选项	频率	占比/%
教育	专科	54	9.68
	本科	349	62.54
	研究生及以上	77	13.80
咨询经验	网络咨询	172	30.82
	熟人推荐	51	9.14
	医院指导台咨询	315	56.45
	无须咨询	20	3.58

注：因四舍五入，存在相加不为 100%情况

为检验咨询经验的调节作用，我们采用了多组分析（multi-group analysis，MGA）。我们将样本分为三组，并比较不同组之间模型中潜变量的差异。其中，组 1 为网络咨询，组 2 为熟人推荐，组 3 为医院指导台咨询。比较结果如表 6-3 所示。采用 SPSS 19.0 统计软件对各组间潜变量的平均差异进行分析，结果表明各组间的平均值差异均较小（小于 0.5），且均不显著（$p>0.05$）。因此，可以将这三组样本数据合并进行模型分析。

表 6-3　潜变量平均值的比较

变量	平均值（组 1）	平均值（组 2）	平均值（组 3）	p（组 1 与组 2 比较）	p（组 1 与组 3 比较）	p（组 2 与组 3 比较）
EXP	5.872	5.735	5.860	0.215	0.855	0.244
CON	6.254	6.108	6.274	0.093	0.696	0.052
COT	4.463	4.954	4.768	0.067	0.070	0.455
APM	4.437	4.663	4.535	0.311	0.521	0.537
IFV	5.997	5.936	6.033	0.577	0.534	0.357
TRV	6.081	5.966	6.097	0.232	0.760	0.170
ETV	5.898	5.657	5.890	0.122	0.901	0.129
EMV	6.017	5.922	5.965	0.360	0.351	0.671
SAT	6.103	5.985	6.113	0.263	0.852	0.224
CUI	6.244	6.044	6.213	0.088	0.532	0.148

6.3　结　　果

6.3.1　测量模型检验

本章首先采用验证性因子分析对测量模型进行检验，包括信度检验和效度检

验。信度由组合信度（composite reliability，CR）和 Cronbach's α 来测量，效度由各潜变量的平均提取方差值（average variance extracted，AVE）及相应可测变量的负载来测量，结果如表 6-4 所示。所有潜变量的 CR 均大于 0.7，Cronbach's α 均大于 0.65，表明样本数据的信度较好；所有变量的 AVE 值均高于临界阈值 0.50，表明样本数据的内敛效度较好。

表 6-4　信效度分析

变量	测量项	标准负载	Cronbach's α	CR	AVE
保密性	COT1	0.951	0.947	0.966	0.904
	COT2	0.955			
	COT3	0.946			
专业性	EXP1	0.795	0.789	0.864	0.613
	EXP2	0.777			
	EXP3	0.762			
	EXP4	0.797			
便利性	CON1	0.799	0.693	0.811	0.519
	CON2	0.660			
	CON3	0.684			
	CON4	0.732			
拟人化	APM1	0.904	0.947	0.959	0.826
	APM2	0.927			
	APM3	0.930			
	APM4	0.906			
	APM5	0.875			
信息价值	IFV1	0.773	0.725	0.829	0.549
	IFV2	0.730			
	IFV3	0.768			
	IFV4	0.690			
交易价值	TRV1	0.769	0.667	0.801	0.502
	TRV2	0.687			
	TRV3	0.743			
	TRV4	0.628			
伦理价值	ETV1	0.761	0.769	0.852	0.591
	ETV2	0.753			
	ETV3	0.798			
	ETV4	0.762			

续表

变量	测量项	标准负载	Cronbach's α	CR	AVE
情感价值	EMV1	0.791	0.743	0.839	0.566
	EMV2	0.718			
	EMV3	0.691			
	EMV4	0.804			
满意度	SAT1	0.833	0.754	0.845	0.577
	SAT2	0.728			
	SAT3	0.746			
	SAT4	0.727			
持续使用意愿	CUI1	0.805	0.758	0.847	0.583
	CUI2	0.654			
	CUI3	0.774			
	CUI4	0.810			

表 6-5 给出了各因子间的相关系数和相应因子的 AVE 的平方根。结果表明，因子间的两两相关系数均小于相应因子的 AVE 的平方根，表明各变量的区别效度良好。

表 6-5　区分效度分析

度量	APM	CON	EXP	COT	IFV	TRV	EMV	ETV	SAT	CUI
APM	0.909									
CON	0.010	0.721								
EXP	0.393	0.440	0.783							
COT	0.082	0.126	0.235	0.950						
IFV	0.375	0.483	0.611	0.249	0.741					
TRV	0.268	0.609	0.629	0.238	0.703	0.709				
EMV	0.332	0.510	0.594	0.244	0.692	0.683	0.753			
ETV	0.322	0.478	0.603	0.268	0.696	0.625	0.631	0.769		
SAT	0.262	0.616	0.641	0.241	0.707	0.713	0.720	0.675	0.760	
CUI	0.153	0.656	0.545	0.206	0.634	0.693	0.691	0.584	0.732	0.763

我们比较了有无二阶潜变量（外在价值和内在价值）情况下概念模型的绝对拟合优度指数［标准化均方根残差值（standardized root mean square residual，SRMR）］。模型拟合结果表明，引入二阶潜变量的模型（SRMR = 0.070）优于不引入二阶潜变量的模型（SRMR = 0.082）。没有二阶潜变量的模型的 SRMR 大于

所需的阈值 0.08。同时，为验证二阶结构的测量模型，我们测试了权重、载荷和 VIF 的显著性，结果如表 6-6 所示。所有的权重和载荷都是显著的，并且 VIF 值均小于 3.3。因此，本章不存在严重的多重共线性问题。

表 6-6　权重、VIF 和载荷测试

构念	维度	载荷	VIF	权重
外在价值	信息价值	0.893**	1.947	0.455**
	交易价值	0.945**	1.947	0.628**
内在价值	伦理价值	0.849**	1.754	0.389**
	情感价值	0.956**	1.754	0.700**

**表示 $p<0.05$

6.3.2　结构方程模型检验

使用结构方程模型对研究模型进行测试，测试结果如图 6-2 所示。通过决定系数（R^2）分析模型的预测能力：外在价值的 R^2 为 0.562，表明 IMG 的信息特征和系统特征能够很好地解释外部价值的变化。内在价值的 R^2 为 0.582，表明 IMG 的信息特征、系统特征和服务特征可以很好地解释内在价值的差异。此外，感知价值解释满意度的方差达到了 66.4%，解释持续使用意愿的方差达到了 61.4%。在整个模型中，我们将性别、年龄和教育程度作为控制变量。

专业性（$\beta=0.507$）和便利性（$\beta=0.373$）对外在价值关系的影响显著（$p<0.01$），验证了 H6-1 和 H6-3。专业性（$\beta=0.397$，$p<0.01$）、便利性（$\beta=0.367$，$p<0.01$）、拟人化（$\beta=0.203$，$p<0.01$）和保密性（$\beta=0.128$，$p<0.01$）都显著影响内在价值。因此，H6-2 及 H6-4～H6-6 都被支持。用户的满意度受外在价值（$\beta=0.357$）和内在价值（$\beta=0.250$）的影响，外在价值（$\beta=0.496$）、内在价值（$\beta=0.254$）和满意度（$\beta=0.341$）对持续使用意愿的影响均显著（$p<0.01$），从而支持 H6-7～H6-11。

6.3.3　调节效应分析

为测试调节效果，对咨询经验进行了多组分析。根据咨询经验的类型将样本分为三组：网络咨询（组 1，$n=172$）、熟人推荐（组 2，$n=51$）和医院指导台咨询（组 3，$n=315$）。表 6-7 显示了感知价值和 IMG 特征之间的详细路径系数。分析表明，咨询经验的调节效应存在差异。拟人化对组 1 和组 3 的内在价值均有正向影响（$\beta_1=0.300$，$\beta_3=0.212$），对组 2 的内在价值有负向影响（$\beta_2=-0.038$），

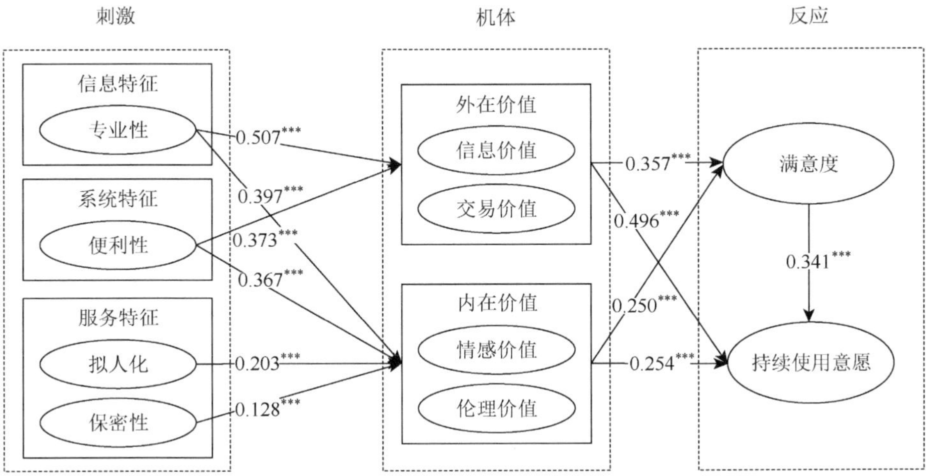

图 6-2　结构方程检验结果

***表示 $p<0.01$

因此支持 H6-13c。便利性和内在价值之间的正相关关系在三组中都存在，但在组 1 中显著较弱（$p<0.05$），因此支持 H6-13b。专业性对内在价值的影响在组 2 和组 3 之间存在显著差异，且在组 2 中更强，因此支持 H6-13a。综上所述，H6-12a 和 H6-12b 不被支持，H6-13a～H6-13d 被部分支持。

表 6-7　调节效应测试结果

路径	β（组 1）	β（组 2）	β（组 3）	t（组 1 与组 2 比较）	t（组 1 与组 3 比较）	t（组 2 与组 3 比较）
APM→INV	0.300	−0.038	0.212	3.231**	1.310	2.548**
CON→EXV	0.270	0.519	0.396	1.678	1.184	0.818
CON→INV	0.178	0.418	0.448	2.092**	2.980**	0.258
COT→INV	0.171	0.054	0.141	1.289	0.506	1.005
EXP→EXV	0.567	0.485	0.494	0.662	0.875	0.072
EXP→INV	0.481	0.656	0.333	1.445	1.641	2.689**

**表示 $p<0.05$

咨询经验的调节效应分析表明，用户对 IMG 内在价值的感知受到先前咨询经验的显著影响，主要体现在 IMG 的拟人化、便利性和专业性特征上。研究发现，熟人推荐的用户往往容易忽视 IMG 的拟人化特征，而倾向于致电医院指导台的用户则相反。熟人推荐是中国传统中一种基于“关系”的医疗咨询方式，其优点主要体现在可信度、可靠性和亲切性，但专业性较低。同时，在使用 IMG 时用户的特征也会影响他们对 IMG 价值的判断。

另外，那些喜欢网络咨询而不是致电医院指导台的用户更喜欢 IMG 的拟人化特征，因为拟人化可以给用户带来温暖和亲切感。此外，医务人员的差异导致通过致电医院指导台进行咨询的患者接受的服务存在差异，使得他们希望得到更稳定、更亲切的服务。使用网络咨询服务的患者在整个过程中缺乏人性化的服务，使得他们更注重搜索的拟人化特征，而不太关注 IMG 的便利性。这意味着这些用户喜欢互联网的便利性，因为使用离线方法进行咨询并不方便。

6.4 讨　论

随着人工智能的迅速发展，医疗智能化已成为当前的热门领域，智能导诊作为诊前智能化的重要组成部分，为用户带来了全新的服务体验。本章通过分析问卷数据，归纳得出了用户在体验智能导诊服务时的主要关注因素：信息价值、交易价值、伦理价值、情感价值、专业性、便利性、拟人化、保密性及相互关系。结合相关文献与 S-O-R 理论，本章通过构建理论模型，收集问卷数据，采取结构方程模型检验，实证分析了智能导诊的特征（刺激）和用户的感知价值（机体）以及满意度、持续使用意愿（反应）之间的关系。具体有以下几点发现。

（1）智能导诊的便利性和专业性会显著影响用户感知价值。正如大众对于医疗产品的普遍认识，用户在使用智能导诊时重视其信息效用和功能效用。目前，我国人均医疗资源不足且个性化服务需求难以满足，智能导诊快速便捷和没有时空限制的优势可以改善这种状况；同时，医疗服务容错率低，而大众的医疗知识较薄弱，智能导诊以专业的理论与数据作为支撑，内嵌机器学习等算法，能从专业的角度提高信息的有效性和功能的可靠性。本章发现，用户在使用智能导诊时还会关注其情感效用和道德效用，这是由于用户在对自身病情了解不充分的情况下，会见医生前易产生焦虑和不安，专业的服务能让用户更愿意相信医疗诊断的准确性，便利的服务能很快解决用户面临的问题，从而达到缓解焦虑、安抚情绪的作用。

（2）智能导诊的拟人化和保密性均能不同程度地影响用户的感知价值。智能导诊的拟人化特征对感知信息价值和交易价值有着显著的积极影响，意味着拟人化的特征能拉近用户与智能导诊之间的关系，让用户更愿意相信他们获取的信息和体验的功能是有效的；拟人化特征对感知情感价值和伦理价值产生了相对较弱的积极影响，这是因为拟人化特征能给予用户情绪上的支持与反馈，增加倾诉意愿；同时也说明智能导诊的拟人化属性目前还不成熟，对用户体验的正面作用有限。智能导诊的保密性特征对感知价值存在正向影响，说明患者对疾病问诊空间的私人需求显著，一方面，人们并不希望自己的病症被无关的人知道；另一方面，使用智能导诊所带来的保密性会让用户在咨询的过程中感到更加自在。随着隐私意识的广泛觉醒，本章假设人们对保密的要求应当是越来越高的，但研究实际结果表明用户对保密性并没有过多关注，这可能是由于目前用户咨询的症状多为常见病，如胃痛、咳嗽、感冒等，对保密问题的担心相对较低。

（3）针对中介变量的分析发现，以感知价值为中介，服务特征对用户满意度和持续使用意愿的影响显著，其中，信息价值和伦理价值对持续使用意愿的影响被满意度完全中介了。这意味着用户使用智能导诊时感知到的信息效用与道德效用并不直接对其持续使用意愿产生影响，而是通过对使用满意度的影响来对持续使用意愿产生影响。其原因主要是，一方面，是否能完成指引挂号就医的过程是用户是否会持续使用的关键，提供足量的信息能够让用户在使用时感到更加满意，但是过多的信息可能会导致信息过载；另一方面，目前用户在使用智能导诊时咨询的病症较为常见，涉及敏感的隐私问题可能性较小，因此并不注重道德感带来的效用，但是如果智能导诊能为他们的隐私提供保护服务，用户会感到被尊重和放松，提升对智能导诊服务的满意度。

（4）针对人口统计学变量的分析发现，保密性、信息价值、伦理价值受到不同用户群体不同程度的关注。具体来说，女性较男性更为关注智能导诊的保密性，说明针对女性用户群体，应该在隐私保护上给予更多的关注，如在妇科疾病的咨询中，提醒用户所有内容均不会外泄。年龄较低的用户对于专业性、信息价值、伦理价值的感知都低于年龄较高的用户，这可能是因为他们信息来源渠道更为广泛，以至于并不十分在意智能导诊所提供的信息；此外，他们所患大多为基础疾病，对所需要提供的个人信息并不敏感。

6.5　本章小结

本章探讨了 IMG 的各种特征对用户感知的外在和内在价值以及用户态度的影响。研究结果显示，专业性、便利性、拟人化和保密性提高了用户的感知价值。同时，多组分析揭示了不同咨询经验的用户对 IMG 态度的差异。本章拓展了对医疗 AI 应用的理解，并为其未来的发展提供了一定的理论见解。同时，也扩展了 S-O-R 模型的应用背景，验证了用户咨询经验的调节作用，并以定量的方式获得了关于 IMG 服务应用的可推广结论。本章的实际应用在于，在开发智能医疗设备时，不仅要考虑增强 IMG 服务的专业性、便利性、拟人化和保密性，还要注意有效提高用户的感知价值，从而提高满意度和持续使用意愿。

本章参考文献

Ameen N，Tarhini A，Reppel A，et al. 2021. Customer experiences in the age of artificial intelligence. Computers in Human Behavior，114：106548.

Bhattacherjee A. 2001. Understanding information systems continuance：an expectation-confirmation model. MIS Quarterly，25（3）：351-370.

Cenfetelli R T，Bassellier G. 2009. Interpretation of formative measurement in information systems research. MIS Quarterly，33（4）：689-707.

Chen C C，Chen X P，Huang S S. 2013. Chinese guanxi：an integrative review and new directions for future research. Management and Organization Review，9（1）：167-207.

Chen I Y L. 2007. The factors influencing members' continuance intentions in professional virtual communities：a longitudinal study. Journal of Information Science，33（4）：451-467.

Delone W H，McLean E P. 2003. The DeLone and McLean model of information systems success：a ten-year update. Journal of Management Information Systems，19（4）：9-30.

Fang Y L，Qureshi I，Sun H S，et al. 2014. Trust，satisfaction，and online repurchase intention：the moderating role of perceived effectiveness of E-commerce institutional mechanisms. MIS Quarterly，38（2）：407-427.

Fornell C，Larcker D F. 1981. Evaluating structural equation models with unobservable variables and measurement error. Journal of Marketing Research，18（1）：39-50.

Hartono E，Holsapple C W，Kim K Y，et al. 2014. Measuring perceived security in B2C electronic commerce website usage：a respecification and validation. Decision Support Systems，62：11-21.

Holbrook M B. 2006. Consumption experience，customer value，and subjective personal introspection：an illustrative photographic essay. Journal of Business Research，59（6）：714-725.

Mousavi R，Raghu T S，Frey K. 2020. Harnessing artificial intelligence to improve the quality of answers in online question-answering health forums. Journal of Management Information Systems，37（4）：1073-1098.

Sweeney J C，Soutar G N. 2001. Consumer perceived value：the development of a multiple item scale. Journal of Retailing，77（2）：203-220.

Venkatesh V，Thong J Y L，Chan F K Y，et al. 2011. Extending the two-stage information systems continuance model：incorporating UTAUT predictors and the role of context. Information Systems Journal，21（6）：527-555.

Zeithaml V A. 1988. Consumer perceptions of price，quality，and value：a means-end model and synthesis of evidence. Journal of Marketing，52（3）：2-22.

第 7 章　患者间跨区域价值创造与价值获取研究

随着信息技术的不断革新，以甜蜜家园为代表的在线健康平台创新了患者获取医疗健康信息的来源。这些平台通过打破时空限制，帮助用户便捷地获取信息与服务，满足健康需求，成为患者线上互动的重要平台。在服务创新上，在线健康平台实现患者间就疾病管理、诊疗经验分享的跨时间与跨区域沟通交流，实现了健康信息搜寻机制的重构，补充了健康信息获取的来源，实现医疗信息的公开化与透明化。患者之间进行价值共创，是在线健康平台价值实现的必要条件，通过鼓励健康利益相关者之间持续互动，满足各主体多样化价值需求。平台通过为相似疾病经历的患者提供沟通渠道，满足其在健康信息与情感方面的需求，减少区域患者间健康信息的不对称。因此，在线健康平台中的多主体价值共创通过资源整合、信息透明等途径改善了患者间健康信息的不对称，助力患者间跨区域的价值创造与价值获取。

然而，患者在获取基本医疗资源与健康信息的机会上存在差异，主要体现在区域间患者健康信息不对称、医疗人力资源不对称与医疗服务不对称。在线健康平台则有望通过价值共创满足患者的信息与服务需求，提升医生能力，促进医疗资源供需匹配，从而实现健康公平。上述不对称具体表现在城乡间、省份间、东部地区与西部地区间医疗服务与健康信息获取机会不平等，因此，本章聚焦于在线健康平台中患者间价值共创行为，并提出如下问题：以患者交互为主体的在线健康平台能创造哪些价值？这些价值能否实现宏观层面的区域流动？

7.1　患者间价值创造维度识别

本章属于探索性定性研究，旨在回答以下问题：在线健康平台患者间如何互动，共创了哪些价值？

7.1.1　数据来源

本章采用糖尿病管理论坛上的发帖与评论作为具体数据来源。该论坛作为在线患者平台的代表，是目前国内最大的糖尿病患者网上交流平台。患者发帖与评论作为患患互动的记录，蕴含平台主体在价值共创过程中的真实感知、态度与见解，能为本章提供丰富数据来源。本章从论坛中抓取 2020 年 1 月 1 日至 2020 年 12 月 31 日内 463 条帖子和 4275 条评论。剔除重复与无意义文本（不足 10 字的文本、广告信息等）后，本章研究样本最终包含 355 条患者帖子和 3357 条评论。

7.1.2　数据分析

本章遵循内容分析法规范挖掘文本数据蕴含的主题与模式。该方法能客观剖析信息内容，以非直接介入的形式获取隐藏主题特征，在构建理论或分类体系上表现出显著优势，在管理学领域应用广泛。目前，该方法已被运用于各种领域中有价值的交互信息分析，如在线健康平台中成员互动模式与类型。因此，基于内容分析法对在线健康平台中患者交互信息进行分类编码，识别行为类型与潜在价值共创维度。

编码任务由本课题组的 2 名博士研究生、2 名硕士研究生与 4 名本科生负责，他们均为管理科学与工程专业学生，掌握管理学基本研究方法，对该研究有深刻认识。为保证结果的有效性，在正式编码前，博士研究生对其余编码成员进行任务说明，使成员对类目划分与编码操作达成一致。之后，6 名成员随机分配到三类在线健康平台任务中，保证每一类平台均有两名成员重复编码。依据编码方案，将过程分两步进行。首先，根据交互数据及其潜在象征意义，使用开放式编码对数据进行分析。其次，基于“自上而下”的规律与现有理论研究，将编码类目抽象成更为概念化和理论化的范畴，提炼分类结构，实现文本数据的选择性与理论性编码。编码完成后，通过检查各条目的详尽与互斥来保证编码结果的可靠性。另外，由于每类平台的编码过程是双人参与，因此利用 SPSS 23.0，计算编码员百分比一致性和 Cohen’s Kappa 系数来检验信度。编码员百分比一致性高于 80%、Cohen’s Kappa 系数大于或等于 0.81，可认为保持高度一致性。经检验，三级类目一致性较好，编码示例如表 7-1 所示。

对在线患者平台而言，信息价值与情感价值是平台中价值共创的主要类型。信息价值通常与每个平台的独特背景直接相关。选取专注糖尿病管理的在线患者平台，患者主要寻求或分享与糖尿病相关的知识、诊疗经历与自我管理经验，为平台其他患者提供情感与信息支持。如表 7-1 所示，患者间进行疾病知识分享互助时，信息价值便会被创造出来。同时，由于慢性疾病的复杂性与长久性，患者自我管理的同时也需要情感与陪伴关怀。具体价值共创维度见表 7-2。

表 7-1　在线患者平台价值共创编码示例

平台类型	价值类型	交互方式	行为类型	阶段	原始语句	Cohen's Kappa 系数	编码员百分比一致性
在线患者平台	信息价值	患患交互	分享经验	诊中、诊后	我从小就对冷空气过敏，一到冬天就鼻塞不通，咽部不适，干咳，吃消炎、镇咳、抗过敏的药都无效，一直到立春才逐步好转。可是去年 6 月 28 日查出"糖尿病"后，我就坚持晨练，中午和晚饭后快走 30 分钟至 40 分钟，去年整个冬天，鼻塞、咽部不适、干咳等症状都消失了，也就是说，长期的过敏性鼻炎好了！我想这肯定和长期运动、坚持锻炼有关	0.852	0.913
			提供信息支持	诊前、诊中、诊后	凭我有限的知识，我觉得您这个不是并发症，但还是要去看看。如果医生验证了我的看法请给我点个赞		
			寻求信息支持	诊前、诊中、诊后	下颚的一颗智齿，这两年频繁发炎，感冒的时候也容易侵袭到这个智齿周围发炎，周围的淋巴肿大，非常困扰。想去拔掉，但是又听说糖尿病人伤口不容易愈合，不适合拔牙，有相似经历的糖友们给点意见		
	情感价值	患患交互	提供情感支持	诊前、诊中、诊后	加油！早日康复，等待科学的进步		
			寻求情感支持	诊前、诊中、诊后	其实相亲还好，一开始就不接受也没什么，最郁闷的是刚开始接受，后来谈到结婚就反复了，也能看出来她们很痛苦和纠结，人毕竟都是有感情的。有时真不想结婚了，感觉好累，糖友们在这方面有没有好的建议，难道婚前得了这个病就不能找到爱情和相守了吗		
			陪伴支持	诊前、诊中、诊后	谢谢你们的支持，终于明白我不再孤单，让我们大家一起努力吧		
		医医交互	医学知识讨论	诊前、诊中、诊后	病例讨论|心房颤动伴完全性左束支阻滞，CPVA 成为治疗阵发房颤的主流术式		

注：CPVA 表示 circumferential pulmonary vein ablation，环肺静脉消融术

表 7-2　在线患者平台价值共创维度及其理论依据

平台类型	价值共创维度	概念界定
在线患者平台	信息价值	在线患者平台信息价值是指患者间在就诊全过程中在自身治疗、患病经历、病情状况和健康管理方法等健康信息方面的互动
	情感价值	在线患者平台情感价值是指患者间在就诊全过程中所获得的情感关怀。具体包括鼓励支持、问候与陪伴等

为了验证结论的完整性，再次收集上述平台 2021 年 1 月 1 日至 2021 年 3 月 31 日的帖子和评论数据，共 551 条患者帖子与 4330 条评论。对新收集的数据进行同样的清洗、编码和分析。结果显示，价值共创的维度已经足够丰富，均未发现新的构成。因此，在线健康平台患者间价值共创维度在理论上是饱和的。

7.2　患者间跨区域价值获取实证分析

本节拟用定量方法观测价值能否在不同医疗资源配置地区间实现流动，探索患者价值获取网络规律特征。

7.2.1　数据来源

研究收集甜蜜家园 2 型糖尿病求助板块的帖子，患者在该板块讨论的内容主要是关于疾病自我管理的问题、诊疗经验的分享与情感鼓励等，属于信息与情感价值范畴，为信息价值网络子集，删除无意义数据后共得到 19 870 条帖子，包含 2451 名患者 111 030 次互动。

鉴于患患互动的帖子数量较多，采用有监督的机器学习方法辅助分类。在人工分类 2692 条帖子后，发现继续编码对分类器性能提升影响甚微。确定编码样本后，对该文本进行分词与清洗，通过计算文本 TF-IDF 提取特征，训练机器学习模型实现剩余帖子的划分。为提高分类精度，本节采用十折交叉验证方法，并比较多个分类器的性能。综合对比后发现支持向量机模型性能最佳，其准确率为 0.833，精确率为 0.922，召回率为 0.683。因此用支持向量机模型预测剩余样本类别，最终得到 3752 条分享型帖子与 16 118 条咨询型帖子，包括 24 503 条分享型互动与 86 527 条咨询型互动。

与以往用户间的交流网络不同，本节根据用户所在位置信息，将上述个体层面的互动聚合为省份层面的互动，以省份为节点构建社会网络。另外，为了衡量各个省份的资源配置情况，从《中国卫生健康统计年鉴》《中国统计年鉴》中获取 31 个省区市的医疗资源数据以及相关社会经济学指标。医疗卫生系统投入主要分为资本与劳动力两方面，大多数研究选取床位数作为资本投入指标，而劳动力投入指标主要根据研究目的来选择细分或略分。参考已有文献，将医疗卫生系统投入指标归纳为医疗卫生人员、医疗卫生设施和医疗卫生经费三个方面。在医疗卫生人员方面，选择每千人口执业医师数来反映各省区市间人力资源差异；在医疗卫生设施方面，选择每千人口床位数来反映各省区市间物力资源差异；在医疗卫生经费方面，选择医疗卫生总费用占 GDP 比例来反映地区间对医疗卫生体系的重视程度。另外，本章收集了各省区市人口数、移动互联网用户数、高铁密度等作为控制不同地区线上与线下医疗资源可及性的影响。具体数据来源如表 7-3 所示。

表 7-3　数据来源

<table>
<tr><td rowspan="2">交互数据</td><td>在线健康平台</td><td>数据来源</td><td>清洗后的患者/交互数</td><td>分享型/咨询型</td></tr>
<tr><td>甜蜜家园</td><td>论坛社区——2 型糖尿病求助板块帖子</td><td>2 451/111 030</td><td>24 503/86 527</td></tr>
<tr><td>每千人口执业医师数</td><td colspan="4" rowspan="9">《中国卫生健康统计年鉴》（2018～2021 年）</td></tr>
<tr><td>执业医师数</td></tr>
<tr><td>注册护士数</td></tr>
<tr><td>每千人口床位数</td></tr>
<tr><td>床位数</td></tr>
<tr><td>医院总数</td></tr>
<tr><td>三甲医院数</td></tr>
<tr><td>人均卫生总费用</td></tr>
<tr><td>医疗卫生总费用占 GDP 比例</td></tr>
<tr><td>人口数</td><td colspan="4" rowspan="2">《中国统计年鉴》（2018～2021 年）</td></tr>
<tr><td>移动互联网用户数</td></tr>
<tr><td>高铁密度</td><td colspan="4">铁路建设规划统计数据</td></tr>
</table>

7.2.2　研究方法

1. 空间聚类分析

块模型（block models）是社会网络分析实现空间聚类的主要方法。通过块模型分析能够从整体视角考察区域间价值获取关联状况，并揭示区域局部网络结构状态，探索网络中板块的个数，以及每个板块中包含的省区市。本节以省区市为单位构建社会网络，采用 Concor 算法构建块模型，旨在将省区市划分为四类板块。一是主受益型，该板块内部关系比例多，而对其他板块的溢出效应较少，表现为“受益”特征；二是净溢出型，该板块内部关系比例少，主要表现为向其他板块发出关系；三是双向溢出型，该板块对内部成员及其他板块均有溢出效应，但与其他板块的接收关系较少；四是经纪人型，该板块与其他板块之间的接收与发出关系均较多，但内部关系少，表现为“中介效应”。在同一个网络中，不一定同时存在四种类型板块，板块类型与实际网络特征相关。

2. 指数随机图模型

指数随机图模型是一种以关系为基础的模型，通过统计方法量化分析关系形成的影响因素，被广泛用于解释社会网络形成过程。研究以省区市为节点构建社会网络，把相关资源指标作为节点属性。讨论结构变量对价值获取网络形成的影响，包括边与互惠性（区别于信息与能力网络，在线医患平台基于服务供需关系构建网络，故不考虑互惠性）。行动者属性分别选择每千人口执业医师数、医疗卫生总费用占 GDP 比例以及每千人口床位数来代表某地区医疗卫生人员、经费与设施情况，同时，控制了该地区人口、线上与线下可及性等变量，其中线上可及性用某地区的移动互联网普及率来测量，而线下可及性用省会城市地理距离与该省区市的高铁密度来测量。各网络指标如表 7-4 所示。

表 7-4　指数随机图模型变量

变量	符号	定义
边	Edges	网络关系形成的基准倾向
互惠性	Mutual	互惠关系
人力资源	NodeOutCov（human resource）	人力资源配置充裕的地区对外输出的倾向
	AbsDiff（human resource）	人力资源配置差距对两地关系形成的影响
财力资源	NodeOutCov（financial resource）	财力资源配置充裕的地区对外输出的倾向
	AbsDiff（financial resource）	财力资源配置差距对两地关系形成的影响
物力资源	NodeOutCov（material resource）	物力资源配置充裕的地区对外输出的倾向
	AbsDiff（material resource）	物力资源配置差距对两地关系形成的影响
人口	NodeCov（population）	人口数量对两地关系形成的影响
线上可及性	NodeCov（mobile internet penetration）	移动互联网普及率对两地关系形成的影响
线下可及性	NodeCov（high-speed railway coverage）	高铁密度对两地关系形成的影响
	EdgeCov（geographic distance）	省会城市间地理距离对两地关系形成的影响

7.2.3　研究结果

1. 价值获取网络块模型分析

价值获取网络块模型分析分为三步：第一步，计算各省区市资源测量指标作为聚类依据，将 31 个省区市按照医疗资源发达程度进行划分；第二步，按照省区市间价值联系，构建社会网络，借助块模型实现结构对等省区市的聚合，根据节点在网络中的输出与输入特征将 31 个省区市划分为四类板块，并分析板块特征；第三步，结合层次聚类结果，观察各板块中发达省区市的分布，总结区域价值宏观流向。

本节通过执业医师资源密度与注册护士资源密度来衡量各省区市医疗卫生人员分布情况，通过床位资源密度与三甲医院比例来衡量医疗卫生设施分布情况，通过人均医疗卫生总费用与医疗卫生总费用占 GDP 比例来衡量各省区市医疗卫生经费投入情况。借助层次聚类划分我国各省区市的医疗资源配置水平（吴江和周露莎，2017）。利用 SPSS 23.0 进行聚类分析，各指标进行 *Z*-score 标准化处理。最终将 31 个省区市划分为医疗资源发达、中度发达与欠发达三类，各指标平均得分见表 7-5。结果显示，各类省区市之间的医疗卫生资源配置不均衡，尤其体现在医疗人力资源方面。

表 7-5　各类别医疗卫生资源平均得分

发达程度	簇	省区市	执业医师资源密度	注册护士资源密度	床位资源密度	三甲医院比例	人均医疗卫生总费用	医疗卫生总费用占 GDP 比例
发达	2	江苏、浙江、上海、重庆、安徽、山东、北京、辽宁	0.992	1.027	1.055	0.206	0.744	−0.685
中度发达	4	湖北、广东、福建、天津、江西、广西、内蒙古	−0.049	−0.102	−0.172	0.982	−0.196	−0.718
	1	河南、湖南、河北、山西、贵州、陕西	−0.185	−0.123	−0.002	−1.143	−0.478	−0.070
欠发达	3	西藏、新疆、青海、黑龙江、海南、吉林、云南、四川、甘肃、宁夏	−0.649	−0.677	−0.722	−0.166	−0.171	1.092

使用 Ucinet 6.0 进行空间聚类分析，最大切割深度为 2，收敛标准为 0.2，将 31 个省区市划分为四类板块，如表 7-6 所示。患者价值获取网络第一板块成员包

括河北、上海、江西、山东、江苏、湖南、天津、湖北；第二板块成员包括山西、黑龙江、四川、福建、辽宁、陕西、河南、广东、广西、安徽；第三板块成员包括吉林、浙江、贵州、宁夏、海南、甘肃、北京、内蒙古、重庆；第四板块成员包括云南、青海、新疆、西藏。

表 7-6　在线健康平台网络板块间的溢出效应分析

网络类型	板块	第一板块接收关系	第二板块接收关系	第三板块接收关系	第四板块接收关系	板块成员数	期望内部关系比例	实际内部关系比例	接收其他板块关系数	板块特征
信息价值网络	第一板块	64	80	69	31	8	0.2333	0.2623	176	经纪人型板块
	第二板块	80	100	90	30	10	0.3000	0.3333	199	双向溢出型板块
	第三板块	72	89	70	20	9	0.2670	0.2789	174	经纪人型板块
	第四板块	24	30	15	7	4	0.1000	0.0921	81	主受益型板块

患者价值获取网络第一板块发出关系数 244 个，属于板块内部的关系有 64 个，接收其他板块的关系有 176 个，期望内部关系比例为 23.33%，而实际内部关系比例为 26.23%；第二板块发出关系数 300 个，属于板块内部的关系有 100 个，接收其他板块的关系数 199 个，期望内部关系比例为 30.00%，而实际内部关系比例为 33.33%，既向其他板块溢出又接收；第三板块发出关系数 251 个，属于板块内部的关系有 70 个，接收其他板块的关系数 174 个，期望内部关系比例与实际内部关系比例相近；第四板块发出关系数 76 个，属于板块内部关系有 7 个，接收其他板块的关系数有 81 个，期望内部关系比例与实际内部关系比例相近。

如表 7-6 所示，第一板块成员均属于医疗资源发达省市；第二板块绝大多数也属于医疗资源发达省区；第三板块中三种程度的地区均存在；第四板块均来自医疗资源欠发达地区。另外，第一板块属于经纪人型板块。第二板块属于双向溢出型板块。第三板块属于经纪人型板块。第四板块属于主受益型板块。结合上述医疗资源配置层次聚类结果可以发现，医疗资源发达地区属于经纪人型板块，板块内部省区市之间关系较少，但是板块间的联系较多，在网络中发挥“桥梁作用”，而医疗资源欠发达地区属于主受益型板块，会接收到来自其他板块的信息价值，进而减少地区间健康信息不对称。根据密度与像矩阵，四个板块间的价值获取关系如图 7-1 所示，第一板块、第二板块与第三板块均承担着中介作用，并且发现仅第一板块对第四板块有直接的溢出效应，而第一板块均为医疗资源发达省市，第四板块均为欠发达省区。

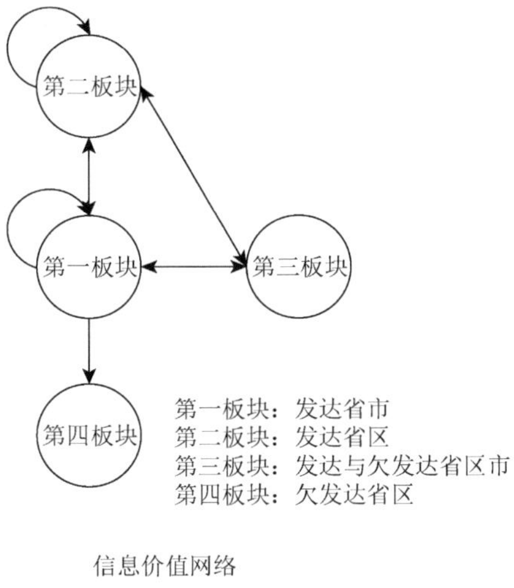

图 7-1　板块价值获取

2. 患者价值获取网络形成机理分析

在分析价值获取网络在板块间的关联模式后，本节借助指数随机图模型考察基于各区域医疗资源配置情况的价值获取网络的形成机制，进一步说明不同医疗资源配置分别对患者价值获取的影响。结果如表 7-7 所示。

表 7-7　指数随机图模型结果

变量	患者价值获取网络	
	模型 1	模型 2
Edges	2.237*** (0.137)	0.061 (0.076)
Mutual	10.940*** (0.048)	7.877*** (0.037)
NodeOutCov（human resource）	4.596*** (0.040)	
NodeOutCov（financial resource）	1.065*** (0.008)	
NodeOutCov（material resource）	−1.575*** (0.014)	
AbsDiff（human resource）		−0.613*** (0.014)
AbsDiff（financial resource）		−0.116*** (0.004)
AbsDiff（material resource）		−0.805*** (0.008)

续表

变量	患者价值获取网络	
	模型 1	模型 2
NodeCov（population）	$4.775\times10^{-6+}$ （2.865×10^{-6}）	-2.344×10^{-6} （2.146×10^{-6}）
NodeCov（mobile internet penetration）	-6.667^{***} （0.049）	0.087^{*} （0.039）
NodeCov（high-speed railway coverage）	0.002 （0.001）	0.000 （0.001）
EdgeCov（geographic distance）	-0.001^{***} （0.0001）	-0.001^{***} （0.0001）
AIC	485.1	440.9
BIC	528.9	484.7

注：括号内为标准误

+表示 $p<0.1$，*表示 $p<0.5$，***表示 $p<0.001$

在患者价值获取网络中，NodeOutCov（human resource）与 NodeOutCov（financial resource）都为正且显著，而 NodeOutCov（material resource）系数为负且显著。医疗人力资源发达地区通常在网络中输出信息，充裕的医疗卫生人员使得患者接触优质医疗服务的机会变大，能够满足不同层次的健康需求，促使该地区患者经验更为丰富。另外，床位等医疗设施限制了当地医疗卫生机构的服务能力，加重医患不信任，而患者会采取不同措施来规避风险，如到更高层级的医疗机构寻求服务或在线就医，因此，也增加了他们与其他地区患者之间交流的机会。而服务过程中的诊疗经历与预后管理方法是其他地区患者难以接触到的，通过借助平台与其他患者发生线下难以实现的交互，传递疾病经历与提供在线支持，从而创造信息价值，减少区域间患者信息差，提高不同地区患者间的健康能力，最终缩短健康差距。本章发现模型 2 中 AbsDiff（human resource）、AbsDiff（financial resource）与 AbsDiff（material resource）均为负且显著，表明省区市之间患者价值获取更倾向于发生在医疗资源差距较小的地区间，可能的原因是研究所选用的样本来自糖尿病平台，而糖尿病是一种常见的慢性病，其诊疗方法与健康自我管理方案并不像某些罕见病一样未知，患者往往也不需要去医疗水平极其发达的地区就诊。

7.3　本章小结

在线健康平台患者间协作主要创造信息与情感价值。根据“主体-行为-价值”的逻辑思路分析在线患者平台价值共创过程，发现在线患者平台中的用户交互产生的价值以信息价值为主、情感价值为辅。本章结果发现在信息价值与能力价值网络中，医疗资源欠发达地区为主受益型板块，接收着来自发达地区的价值溢出，且呈现出孤立的特点。发达板块与其他板块之间的接收与发出关系均较多，但内部关系少，起着“桥梁作用”。信息价值存在由资源发达地区向欠发达地区的宏观流动。发现在信息价值网络中，医疗卫生人力资源充裕的地区能够满足患者多方面的健康需求，患者在高层级医疗机构就诊过程中的经验会通过在线患者平台传递给他人，实现区域信息价值获取，减少健康信息差距。

本章参考文献

李敬，陈旎，万广华，等. 2017.“一带一路”沿线国家货物贸易的竞争互补关系及动态变化：基于网络分析方法. 管理世界，(4)：10-19.

刘刊，周宏瑞，侯月婷. 2022. 共享医疗平台如何实现价值共创？——一个探索性单案例研究. 管理评论，34（11）：337-352.

宋振峰，宋惠兰. 2012. 基于内容分析法的特性分析. 情报科学，30（7）：964-966，984.

王文娟，曹向阳. 2016.增加医疗资源供给能否解决“看病贵”问题？——基于中国省际面板数据的分析. 管理世界，(6)：98-106.

魏洁，杨正玲. 2022. 患者、医生和系统产生内容对患者择医行为的影响. 管理科学，35（4）：44-56.

吴江，周露莎. 2017. 医疗信息资源跨地区流动：在线医疗社区优化医疗资源配置作用的研究. 信息资源管理学报，7（4）：58-65，85.

杨欢，吕承超. 2023.“新医改”十年：中国医疗卫生服务效率的区域差异、动态演进及影响因素研究. 中国管理科学，31（2）：162-172.

于本海，汪婷，何闯，等. 2022. 基于三阶段 DEA 的我国医疗卫生服务体系效率测度研究. 管理评论，34（12）：312-321.

张新香，胡立君. 2018. 商业模式动态演化机制：基于互联网业的多案例内容分析. 科研管理，39（3）：110-121.

赵雪芹，吴鹏，胡慧慧. 2023. 基于集体价值创造的在线健康社区价值共创行为研究：以“百度抑郁症吧”为例. 情报科学，41（3）：109-118.

Huang K Y，Chengalur-Smith I，Pinsonneault A. 2019. Sharing is caring：social support provision and companionship activities in healthcare virtual support communities. MIS Quarterly，43（2）：395-423.

Schau H J，Muñiz A M, Jr，Arnould E J. 2009. How brand community practices create value. Journal of Marketing，73（5）：30-51.

Yan L，Tan Y. 2014. Feeling blue？Go online：an empirical study of social support among patients. Information Systems Research，25（4）：690-709.

Zhang X，Liu S，Chen X，et al. 2018. Health information privacy concerns，antecedents，and information disclosure intention in online health communities. Information & Management，55（4）：482-493.

第四篇　医患间价值创造

第 8 章　不确定性对医患间价值创造的影响机制研究

以医患交互为主的在线健康平台在患者获取必要的医疗服务中发挥着重要作用。在线健康平台中的医生提供了不同类型的医疗服务，这些医疗服务以不同的价格提供了不同程度的媒介丰富性。患者可以决定是否支付额外费用，以获得医生提供的更多非文本线索和即时反馈的医疗服务，从而减少患者在疾病管理中的不确定性。在满足患者对医疗服务需求的同时，使医生获取相应的经济回报，有助于实现医患间经济价值的创造。因此，了解不同来源的不确定性是如何影响患者为在线健康咨询服务支付溢价以及对深入理解医患间经济价值的创造至关重要。基于不确定性管理理论和媒介丰富性理论，本章深入探索了患者疾病严重程度、在线医疗服务质量以及线下医疗资源配置这三种不同来源的不确定性对患者支付溢价行为影响的边界条件。

8.1　研 究 现 状

作为医疗服务系统的关键组成部分，在线健康平台已经成为医疗服务系统中重要的可访问资源，并在疾病预防和治疗中发挥着重要作用。与传统的线下医疗服务相比，在线健康咨询服务具有服务形式多样、自由定价的优势，参与平台的医生可自行决定提供的医疗服务类型，并有权为其提供的医疗服务定价。患者根据自身的需求选择购买合适的在线医疗服务，在满足自身健康需求的同时，使医生获取必要的经济回报，推动医患间经济价值的创造。此外，在线健康咨询服务可以克服时间和空间的限制，有助于缓解线下医疗资源的供需失衡，为不同地区的患者提供平等的获取医疗服务的机会，并帮助线下医疗资源配置不足的地区的患者获得所需的医疗服务。

为了减少远程医疗咨询的不确定性，在线医疗服务提供了不同形式的咨询服务，包括非即时反馈型（图文问诊）和即时反馈型（语音问诊、视频问诊）的咨询服务，不同类型的咨询服务以不同的价格提供了不同水平的媒介丰富性。与非即时反馈型的咨询服务相比，即时反馈型的咨询服务有助于传达非文本线索，以提高医患间沟通质量和诊断效率，如通过医生的面部表情和语气向患者传达的情感支持，帮助医生更好地观察患者的病情。因此，有严重疾病的患者可能更愿意为即时反馈型的咨询服务支付额外的价格。

然而，除了与疾病严重程度相关的不确定性外，患者还面临其他来源的不确定性，包括信息不对称导致的在线医疗服务质量固有的高度不确定性，患者线下医疗资源的可及性导致的线下医疗资源分配的不确定性，这便引出了一个重要的问题：即当面临来自多个来源的不确定性时，患者更倾向于为哪种类型的在线健康咨询服务付费，进而实现医患间经济价值的创造。具体而言，当在线健康服务的不确定性和线下健康资源配置的不确定性与患者疾病的不确定性相结合时，会如何影响患者为在线健康咨询服务支付溢价的意愿进而影响医患间经济价值的创造仍是尚未解决但亟待探索的问题。此外，诸多不同来源的不确定性是如何相互作用的？本章旨在通过提出以下研究问题来解决上述研究空白。

研究问题一：在线医疗服务质量和疾病严重程度如何相互作用，从而影响患者为在线健康咨询服务支付溢价？

研究问题二：线下医疗资源配置和疾病严重程度如何相互作用，进而影响患者支付溢价行为？

研究问题三：患者的疾病严重程度、在线医疗服务质量和线下医疗资源配置之间是否存在三向交互效应？

8.2　理论背景与研究假设

图 8-1 总结了本章的理论模型，该模型综合了患者的疾病不确定性、在线医疗服务不确定性、线下医疗资源不确定性以及医患间经济价值创造。具体而言，本章探讨了在线医疗服务质量、线下医疗资源配置在疾病严重程度和患者支付溢价之间的交互效应。此外，研究还进一步探讨了疾病严重程度、在线医疗服务质

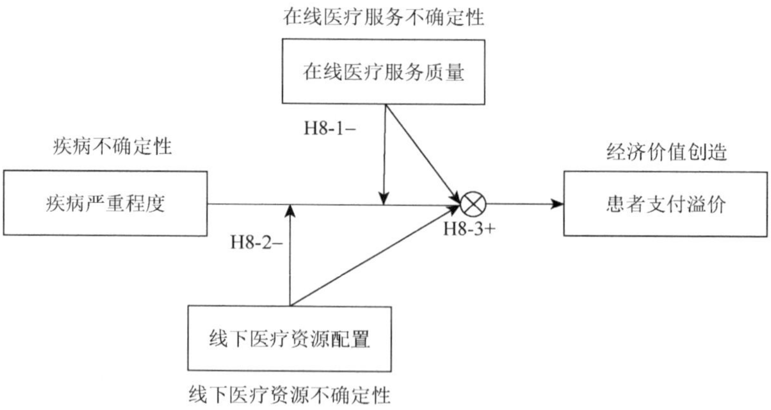

图 8-1　研究模型

⊗ 表示三向交互效应

量和线下医疗资源配置对患者支付溢价的三向交互效应。首先，研究了疾病严重程度与患者支付溢价之间的关系。疾病严重程度较高的患者通常比疾病严重程度较低的患者有着相对较差的健康状况，疾病严重程度较高的患者具有高度的不确定性，这意味着患者需要医生通过在线医疗服务提供更多的线索和及时的沟通反馈来减少不确定性。因此，疾病严重程度较高的患者为在线医疗服务支付溢价的可能性更高。因此，研究认为，疾病严重程度对患者为在线医疗服务支付溢价有积极而显著的影响。此外，进一步深入研究了在线和线下特征与患者疾病严重程度之间的交互作用。

8.2.1　在线医疗服务质量与疾病严重程度之间的交互效应

在信息不对称的情况下，缺乏信息的一方将遭受信息不对称的影响。这种不确定性的影响在医疗保健行业尤其明显，尤其是在在线健康平台上，医生更了解患者的病情和治疗计划，而患者缺乏专业知识来清晰地了解自己的病情并评估医生治疗计划的合理性。患者和医生之间的信息不对称可能是患者在在线健康平台上支付溢价的阻碍。根据信号理论，医生提供的在线信息可以被解释为医疗保健服务质量的信号线索。患者依靠医生在线信息的信号来获得与医疗服务质量相关的信息，从而减少信息不对称和不确定性。

此外，随着疾病严重程度的提高，患者面临的疾病不确定性也在增加，对医疗服务的需求也在迅速提高。在这种背景下，随着医生在线服务质量信号的增强，源自健康服务的不确定性会逐渐减少，也会减少患者在疾病管理中面临的不确定性，并减少患者对媒介丰富性的迫切需求。因此，随着患者疾病严重程度的增加，患者为在线医疗服务支付额外费用的可能性反而会降低。相反，对于较低的医疗服务质量信号，患者除了面临疾病的不确定性外，还面临来自在线医疗服务更大的不确定性。当多种不确定性来源叠加在一起时，患者“病急乱投医”的可能性会增加，为了最大限度地减少不确定性，患者倾向于选择媒介丰富度更高的咨询方法。对于较低的医疗质量信号，患者支付额外费用以减少不确定性的可能性会随着疾病严重程度的提高而迅速提高。因此，本章提出以下假设。

H8-1：在线医疗服务质量削弱了疾病严重程度与患者支付溢价之间的正相关关系。随着疾病严重程度的增加，与较高的在线医疗服务质量相比，患者为较低的在线医疗服务质量支付溢价的可能性会以更快的速度上升。

8.2.2　线下医疗资源配置与疾病严重程度之间的交互效应

由于医疗卫生资源分布不均衡，医疗卫生资源主要集中在经济发达地区或城市的三级医院，难以保证患者平等地获取到自身所需的优质医疗资源。线下医疗资源配置的不平衡限制了来自中国西部等经济欠发达地区的患者获得优质医疗资源的机会，并导致健康结果产生系统性差异，这也是导致健康不平等的重要原因之一。尽管在线健康平台的发展增加了来自医疗卫生资源稀缺地区的患者获得医疗服务的机会，然而，与线下医疗资源配置充足地区的患者相比，线下医疗资源配置不足地区的患者通常因无法及时地获得线下医疗服务而面临更大的关于疾病管理的不确定性。因此，线下医疗资源配置不足地区的患者对在线医疗服务的需求更加迫切，同时在疾病管理方面面临着更大的不确定性。为了减少诸多不确定性，线下医疗资源配置不足的患者选择媒介丰富性较高的在线医疗咨询服务的可能性会随着疾病严重程度的增加而迅速增加。因此，本章提出以下假设。

H8-2：线下医疗资源配置削弱了疾病严重程度与患者支付溢价之间的正相关关系。随着疾病严重程度的增加，线下医疗资源配置不足的患者更有可能支付额外费用。

8.2.3 在线医疗服务质量、线下医疗资源配置与疾病严重程度之间的三向交互效应

不确定性是指根据当前信息无法准确预测未来事件结果的程度。在线健康平台中的患者面临的不确定性受到自身疾病、在线医疗服务质量和线下医疗资源配置的综合影响。如 H8-2 所讨论的，本章假设线下医疗资源配置影响了患者的不确定性，这进一步削弱了疾病严重程度对患者支付溢价的积极影响。线下医疗资源配置是医疗卫生资源可及性的前提。先前的研究表明，医疗资源配置的不平等加剧了健康结果和生活质量的不平等。医疗卫生资源配置的不均衡加深了医疗资源匮乏地区的患者在获得医疗保健服务时的困难，这反过来又影响了患者对疾病管理的不确定性。此外，疾病严重程度的增加也意味着患者面临更大的不确定性。线下医疗资源的缺乏和患者疾病的严重性加剧了患者的不确定性，促使患者在在线医疗平台中寻求更丰富的媒介，以获得更多样的指导和即时反馈，从而减少不确定性。在这种情况下，由于获得与疾病管理相关的医疗服务的紧迫性，即使在与拥有提供较低在线医疗服务质量信号的医生进行交互时，患者支付溢价的可能性也会迅速增加。因为，在线健康服务的低质量信号意味着在线健康服务存在更大的不确定性，这进一步增加了患者疾病管理中的不确定性。为了应对这种不确定性，患者支付溢价的可能性会随着疾病的严重程度的提高而迅速增加。同时，与线下医疗资源配置不足的患者相比，线下医疗资源配置充足的患者为更高质量的在线医疗咨询服务支付溢价的可能性的增速会随着患者疾病严重程度的增加而缓慢增加。因此，本章认为，线下医疗资源配置的负向调节作用将被在线医疗服务质量削弱，从而在以下假设中产生积极的三向交互效应。

H8-3：疾病严重程度、在线医疗服务质量和线下医疗资源配置之间存在正向交互效应。随着疾病严重程度的增加，线下医疗资源配置不足的患者为较低质量的在线医疗服务支付溢价的可能性会以更快的速度上升。

8.3 方　　法

8.3.1 研究背景和数据来源

为了实证评估线上-线下医疗资源如何影响患者支付溢价，本章整合了一个跨越 4 年（2017～2020 年）的独特纵向数据集，该数据集结合了在线医疗服务质量、线下医疗资源配置和患者支付溢价。

本章数据集的第一个组成部分是在线医疗服务质量，本章从我国领先的在线健康平台中收集了这些数据，并获得了 2017 年 1 月 1 日至 2020 年 12 月 31 日期间的在线医疗服务质量信息。研究收集了医生职称、平均等待时间、患者满意度、医院类型、医生所在地等信息和其他信息（如医生文章数量、礼物数量、医生性别和感谢信）。

本章数据集的第二个组成部分是线下医疗资源配置，包含每个区域的医疗专业人员和床位数。研究从 2017～2020 年的《中国卫生健康统计年鉴》（由国家卫生健康委员会编写）中获取了相关数据。考虑到每个地区的人口规模不同，研究收集了每个地区的每千人口人均执业（助理）医生数量、每千人口人均床位数量和人均医疗支出等相关数据。

本章数据集的第三个组成部分是患者为在线医疗服务支付的溢价，是从在线健康平台中患者的订单数据中收集的。研究收集了 2017 年 1 月 1 日至 2020 年 12 月 31 日期间在线咨询的患者订单信息。患者订单信息包括患者选择的在线咨询服务类型、患者的疾病和患者所在的省份。

8.3.2 变量测量

（1）因变量：本章关注的因变量是患者支付溢价（patients pay premium，PP），即患者是否为医生提供的在线医疗服务支付额外的费用。在在线健康平台上，医生有权选择提供的服务形式，并在平台上为提供的服务定价。因此，医生经常在在线健康平台上提供不同类型的健康咨询服务（如图文咨询、电话咨询和视频咨询）。不同类型的在线医疗服务往往价格不同，但即时反馈型服务的价格（如电话和视频咨询）通常高于非即时反馈型服务的价格（如图文咨询）。在这种情况下，本章将患者支付溢价定义为患者是否在医生提供的即时反馈型在线医疗服务上花费更多的费用。换言之，它表明患者是否购买了医生提供的即时反馈型在线咨询服务（更高的价格）以获得额外的非文本线索和沟通质量。患者支付溢价被视为一个二元变量，其中，1 表示患者购买医生提供的即时反馈型在线健康服务，即患者支付溢价；0 则表示患者未支付溢价（患者仅购买了医生提供的基本健康服务——非即时反馈型服务）。

（2）自变量：疾病严重程度（disease severity，Disease）。疾病可分为致命性或非致命性两种类型。为了确定不同疾病的严重程度，本章参考了《中国卫生健康统计年鉴（2020）》中的患者死亡率和以往研究。本章据此选择了八种致命疾病（冠心病、糖尿病、脑梗死、白血病、肝硬化、肾炎、心律失常和胰腺炎）和八种非致命疾病（乙肝肝病、月经不调、高血压、高脂血症、失眠、胃炎、头痛和抑郁症），这些疾病也是在线健康平台中常见的疾病。随后，本章根据疾病的严重程度将其分为高严重程度（1）和低严重程度（0）两类。

（3）调节变量：根据理论和假设，本章的调节变量主要包括在线医疗服务质量（online health service quality，OHSQ）和线下医疗资源配置（offline health resources allocation，OHRA）。本章通过医生的临床职称来衡量在线咨询服务质量。我国医生的临床职称是通过严格的培训和评估获得的。因此，更高临床职称通常意味着医生拥有更高的临床经验和专业水平。同时，医生的专业水平是医疗服务质量的重要指标。所以，临床职称是医生在线医疗服务质量的重要标志。本章使用患者所在区域平均每千人口床位数量来衡量患者所在区域的线下医疗资源配置。人均医院床位数是线下医疗资源配置的重要指标，反映了线下卫生资源的供应和可用性。

（4）控制变量：为了消除其他因素对实证结果的干扰，本章进一步控制了医院等级、患者满意度、平均等待时间、平均医疗支出、医生性别、医患距离、科普文章数、在线礼物数和患者投票数。

主要变量的定义，包括因变量、自变量、调节变量和控制变量，如表 8-1 所示。

表 8-1　变量测量

变量		表达	定义
因变量	患者支付溢价	PP	分类变量；患者 i 是否在时间 t 为医生提供的在线健康咨询服务支付溢价，1 为支付溢价，0 为未支付溢价
自变量	疾病严重程度	Disease	分类变量；患者 i 在时间 t 的疾病类型（高严重程度疾病 = 1；低严重程度疾病 = 0）
调节变量	在线医疗服务质量	OHSQ	连续变量；医生在时间 t 的临床职称，范围从 0～4：主任医师（4）、副主任医师（3）、主治医师（2）、住院医师（1）和其他（0）
	线下医疗资源配置	OHRA	连续变量；患者 i 所在区域在时间 t 的平均每千人口床位数量

续表

变量		表达	定义
控制变量	医院等级	Hoslevel	连续变量；医生所在医院级别，范围从 0 到 6：三级甲等（6）、三级（5）、二级甲等（4）、二级（3）、一级甲等（2）、一级（1）和其他（0）
	患者满意度	Satisfie	连续变量；医生在时间 t 时的在线健康服务的总体满意度
	平均等待时间	Waittime	连续变量；医生在时间 t 时的平均等待时间（0～5，数值越大，等待时间越短）
	平均医疗支出	Medicalexp	连续变量；患者 i 所在区域在时间 t 的平均医疗支出（单位：元）
	医生性别	DocGender	分类变量；医生性别，男性为 1，女性为 0
	医患距离	Distance	分类变量；患者 i 在时间 t 时与其咨询医生的距离（相同省份为 0，不同省份为 1）
	科普文章数	Articles	连续变量；医生在时间 t 发布的科普文章总数量
	在线礼物数	Present	连续变量；医生在时间 t 收到的患者礼物总数
	患者投票数	Vote	连续变量；医生在时间 t 收到的患者投票总数

8.3.3　实证模型

本章首先分别探索了在线医疗服务质量和线下医疗资源配置对患者疾病严重程度与支付溢价行为关系的调节效应，随后进一步研究了患者疾病严重程度与在线医疗服务质量和线下医疗资源配置对患者支付溢价的三向交互效应。本章使用分层 Logit 模型进行实证分析，实证模型如下：

$$\begin{aligned}\text{Logit}(Y_{i,t}) &= \beta_0 + \beta_1\text{Disease}_{i,t} + \beta_2\text{Disease}_{i,t}\times\text{OHSQ}_{i,t}\\&\quad+\beta_3\text{Disease}_{i,t}\times\text{OHRA}_{i,t}+\beta_4\text{Disease}_{i,t}\times\text{OHSQ}_{i,t}\times\text{OHRA}_{i,t}\\&\quad+\sigma\text{Control}_{i,t}+\tau_1\text{Provinces}_t+\tau_2\text{Times}_{i,t}+\mu_{i,t}\end{aligned}\tag{8-1}$$

其中，i 和 t 分别为患者和时间；$u_{i,t}$ 为误差项；Provinces_t 和 $\text{Times}_{i,t}$ 为省份和时间变量集；$\text{Control}_{i,t}$ 为控制变量。此外，为了确保模型估计结果的准确性，本章进一步控制了医生所在的科室以及提供在线服务的种类。本章使用 Stata 16.0 进行实证分析。

8.4　结　　果

8.4.1　描述性统计结果

表 8-2 总结了变量的描述性统计数据。考虑到变量的初始大小各不相同，本

章将部分变量进行标准化处理。为了避免多重共线性的影响，本章使用了一个线性模型来检验 VIF。结果显示，每个变量的 VIF 都小于 6，证明模型不存在严重的多重共线性，这确保了模型估计的准确性。

表 8-2　描述性统计结果

变量		均值	标准差	最小值	最大值	VIF
因变量	PP	0.478	0.499	0	1	1.37
自变量	Disease	0.562	0.496	0	1	1.18
调节变量	OHSQ	3.386	0.753	0	4	1.19
	OHRA	6.047	0.769	4.370	7.950	1.03
控制变量	Hoslevel	5.831	0.846	0	6	1.03
	Satisfie	66.306	45.981	0	100	1.34
	Waittime	3.952	1.318	1	5	1.09
	Log（Medicalexp）	8.366	0.363	7.773	9.530	1.09
	DocGender	0.602	0.489	0	1	1.19
	Distance	0.453	0.498	0	1	1.21
	Log（Articles）	2.291	1.671	0	11.306	1.37
	Log（Present）	4.985	1.763	0	8.747	5.33
	Log（Vote）	4.812	1.471	0	8.308	5.20

8.4.2　实证分析结果

表 8-3 报告了分层 Logit 模型的估计结果。在实证模型中，本章最初只将自变量和控制变量纳入实证分析中。随后，本章采用逐步回归的方法，逐步将双向交互效应和三向交互效应纳入实证模型中。从模型 1 中可以看出，患者的疾病严重程度对患者支付溢价有积极且显著的影响（$\beta = 0.145$，$p<0.01$，模型 1）。与本章假设一致，疾病严重程度较高的患者支付额外费用的可能性更高。从模型 2 来看，在线医疗服务质量对患者支付溢价有正向且显著的影响（$\beta = 0.578$，$p<0.01$，模型 2）。同时，患者的线下医疗资源配置也对患者支付溢价有显著的正面影响（$\beta = 0.054$，$p<0.1$，模型 3）。

表 8-3　分层 Logit 模型估计结果

效应	变量	模型 1	模型 2	模型 3	模型 4
主效应	Disease	0.145***	0.341***	0.559***	1.764***
		（0.012）	（0.056）	（0.089）	（0.436）

续表

效应	变量	模型 1	模型 2	模型 3	模型 4
主效应	OHSQ		0.578***		1.819***
			（0.012）		（0.093）
	OHRA			0.054*	0.764***
				（0.032）	（0.061）
双向交互效应	Disease×OHSQ		−0.074***		−0.415***
			（0.016）		（0.124）
	Disease×OHRA			−0.069***	−0.248***
				（0.015）	（0.072）
	OHSQ×OHRA				−0.208***
					（0.015）
三向交互效应	Disease×OHSQ×OHRA				0.060***
					（0.020）
控制变量		Yes	Yes	Yes	Yes
服务类型		Yes	Yes	Yes	Yes
时间		Yes	Yes	Yes	Yes
科室		Yes	Yes	Yes	Yes
省份		Yes	Yes	Yes	Yes
样本量		234 416	234 416	234 416	234 416
对数似然值		−103 300.91	−101 101.05	−103 289.71	−100 943.53

注：本表汇报了标准化回归系数，括号内为标准误

***表示 $p<0.01$，*表示 $p<0.1$

在双向交互效应方面，在线医疗服务质量与疾病严重程度呈显著负向交互效应（$\beta=-0.074$，$p<0.01$，模型 2）。疾病严重程度较高的患者，为质量较低的在线医疗服务提供商支付溢价的可能性也较高。因此，H8-1 得到支持。线下医疗资源配置和疾病严重程度的交互作用为显著的负向影响（$\beta=-0.069$，$p<0.01$，模型 3）。随着疾病严重程度的增加，线下医疗资源配置不足地区的患者为在线医疗服务支付溢价的可能性随之增加。因此，H8-2 得到了支持。同时，线下医疗资源配置与在线医疗服务质量之间存在显著的负向交互效应（$\beta=-0.208$，$p<0.01$，模型 4），表明线下医疗资源配置不足的患者更有可能为在线医疗服务质量较高的医生支付溢价。这一现象凸显了渠道互补效应在在线健康平台中的存在，即在缺乏足够的线下医疗资源的情况下，患者会寻求任何可用的渠道，如在线医疗服务，以满足自身的健康需求。因此，线下医疗资源配置不足地区的患者更有可能愿意

支付额外费用来获得更即时反馈型的在线健康咨询服务。这反映了患者对医疗服务的需求迫使其利用可获得的替代资源，即使这需要花费更高的成本。

关于三向交互效应，模型 4 检验了 H8-3。模型 4 的结果显示，疾病严重程度、在线医疗服务质量和线下医疗资源配置之间的三向交互系数（$\beta = 0.060$，$p < 0.01$）显著且为正，从而支持了 H8-3。

8.5 讨　论

基于媒介丰富性理论和不确定性管理理论，本章深入探索了患者疾病的不确定性以及在线和线下来源的不确定性对在线健康平台中医患间经济价值创造的复杂影响机制。实证分析的结果总体上为研究假设提供了有力的支持。具体而言，本章结合在线和线下医疗服务资源的不确定性，同时考虑患者疾病的不确定性，共同探讨了多种来源的不确定性之间的复杂交互效应。本章发现，在线医疗服务质量和线下医疗资源配置削弱了疾病严重程度对患者支付溢价的正向影响。此外，当患者面临疾病严重程度和线下医疗资源配置的双重不确定性时，为获得更丰富的媒介来减少不确定性，患者会为具有较低质量信号的在线医疗服务支付溢价的可能性仍然较高。

研究综合考虑在线医疗服务质量、线下医疗资源配置和疾病严重程度这三个重要的不确定性来源，深入探讨这三种不确定性在患者为在线医疗咨询服务支付溢价行为中的交互作用机制。结果显示，在线医疗服务质量、线下医疗资源配置和疾病严重程度之间存在复杂的三向交互机制。当患者的线下医疗资源配置不足时，患者为较低质量的在线医疗服务支付溢价的可能性会随着疾病严重程度的增加而迅速增加。此外，随着疾病严重程度的增加，线下医疗资源配置不足的患者最有可能为高质量的在线医疗服务支付溢价。因此，三种不同的不确定性来源呈现互补效应，共同影响患者支付溢价行为。

本章证实了在线医疗服务作为线下医疗资源补充的渠道互补效应。在线医疗服务质量与线下医疗资源配置之间的交互效应表明，随着在线医疗服务质量的提高，线下医疗资源配置不足的患者为高质量的在线咨询服务支付溢价的可能性最终会超过线下医疗资源配置充足的患者。渠道互补性表明，具有特定兴趣的消费者将使用各种可用渠道来满足自身的需求。在健康管理的背景下，消费者同样会使用所有可能的健康信息来源来满足自身对健康信息的需求。基于这种互补效应，患者将选择任何可用的医疗服务渠道来满足其健康管理的需求，包括在线和线下医疗服务渠道。由于存在互补的医疗服务渠道，患者为在线医疗服务支付溢价的可能性将受到线下医疗资源配置的影响。这一结果不仅证实了在线和线下医疗资源存在渠道互补效应，而且将对渠道互补效应的理解扩展到在线健康平台中的患者支付溢价行为，为更深入地理解患者支付溢价提供了重要见解。

8.6 本章小结

在线健康平台提供不同形式的医疗咨询，包括非即时反馈型和即时反馈型医疗咨询服务，不同的服务形式以不同的价格提供不同程度的媒介丰富性。患者可以决定是否支付额外费用，以获得医生提供的服务中因非文本线索带来的额外情感支持和即时反馈带来的沟通质量，从而减少患者在疾病管理中的不确定性，更好地实现医患间经济价值的创造。基于媒介丰富性和不确定性管理，本章将不同的不确定性来源转化为具体的边界条件，该边界条件决定了在线医疗服务质量、线下医疗资源配置和疾病不确定性在患者为健康服务支付溢价中的交互机制如何相互作用。研究从中国最大的在线健康平台中收集了患者在线咨询服务数据，并结合了线下医疗资源配置数据。研究结果表明，三种不确定性来源相互作用，共同影响患者对在线咨询服务的支付溢价行为。具体而言，在线医疗服务质量和线下医疗资源配置分别削弱了疾病严重程度与患者支付溢价之间的正相关关系，以及疾病严重程度、在线医疗服务质量和线下医疗资源配置之间存在积极的三向交互影响。本章扩展了在线医疗服务平台中患者支付溢价的文献，补充了在线健康平台中医患间经济价值创造的相关研究，同时也为媒介丰富性和不确定性管理理论的文献做出了贡献。

本章参考文献

Anand S，Fan V Y，Zhang J H，et al. 2008. China’s human resources for health：quantity，quality，and distribution. The Lancet，372（9651）：1774-1781.

Glynn C J，Huge M E. 2014. Applying channel complementarity theory to new and traditional economic media usage patterns of U.S. investors. Computers in Human Behavior，38：93-99.

Jian L，Yang S，Ba S L，et al. 2019. Managing the crowds：the effect of prize guarantees and in-process feedback on participation in crowdsourcing contests. MIS Quarterly，43（1）：97-112.

Kahai S S，Cooper R B. 2003. Exploring the core concepts of media richness theory：the impact of cue multiplicity and feedback immediacy on decision quality. Journal of Management Information Systems，20（1）：263-299.

Li J，Tang J，Yen D C，et al. 2019. Disease risk and its moderating effect on the E-consultation market offline and online signals. Information Technology & People，32（4）：1065-1084.

Perrault E K，Silk K J. 2016. The uncertainty reducing capabilities of primary care physicians’ video biographies for choosing a new doctor：is a video worth more than two hundred words？. Health

Communication，31（12）：1472-1481.

Spence M. 1973. Job market signaling. The Quarterly Journal of Economics，87（3）：355-374.

Sun J，Guo Y T，Wang X N，et al. 2016. mHealth for aging China：opportunities and challenges. Aging and Disease，7（1）：53-67.

Wu H，Deng Z H，Wang B，et al. 2021. How online health community participation affects physicians' performance in hospitals：empirical evidence from China. Information & Management，58（6）：103443.

Xiang J，Stanley S J. 2017. From online to offline：exploring the role of e-health consumption，patient involvement，and patient-centered communication on perceptions of health care quality. Computers in Human Behavior，70：446-452.

Yang H，Yan Z J，Jia L，et al. 2021. The impact of team diversity on physician teams' performance in online health communities. Information Processing & Management，58（1）：102421.

Yang H L，Guo X T，Wu T S. 2015. Exploring the influence of the online physician service delivery process on patient satisfaction. Decision Support Systems，78：113-121.

Yip W，Hsiao W. 2014. Harnessing the privatisation of China's fragmented health-care delivery. The Lancet，384（9945）：805-818.

第 9 章　心理距离对医患间价值创造的影响机制研究

在线心理健康问答平台（online mental health Q&A platform，OMQP）作为在线健康平台的重要组成部分，已成为患者获取心理健康服务的重要渠道，平台中医患价值创造的主要形式为：服务提供者通过回答心理健康问题，为需求者提供心理健康服务，推动医患间服务价值的创造。结合解释水平理论，本章从心理健康服务提供者与需求者间社会心理距离的角度出发，探索了服务提供者表达同理心与温暖对需求者社会心理距离的曲线影响机制，以及社会心理距离在服务提供者表达同理心与温暖和提供者绩效间发挥的中介机制。通过采用多种研究方法，以期为在线心理健康平台中服务价值创造的研究做出贡献。

9.1　研 究 现 状

世界卫生组织发布的报告显示，全球近 10 亿人患有精神疾病，其中包括 14% 的青少年[①]。许多心理健康问题可以以相对较低的成本得到有效治疗，但由于初级保健缺乏有效的心理健康服务，许多有心理健康问题的患者尚未得到专业的帮助。电子心理健康（electronic mental health）服务可以增加患者获得心理健康服务的机会，缩小心理健康服务的供需差距，在改善全球心理健康方面具有广阔的战略前景。在电子心理健康领域，OMQP 有着巨大的潜力，正成为改善全球人民获得心理健康治疗服务的重要渠道。通过 OMQP，心理健康服务提供者针对不同需求者的心理健康问题提供线上心理健康问答服务，增加心理健康服务需求者接受健康服务的机会，进而改善需求者的心理健康状况，实现服务价值的创造。

与一般的医疗保健不同，由于心理健康疾病的独特特征，有心理健康疾病的患者在与心理健康服务提供者的互动过程中会经历显著的心理脆弱性，并遭受心理健康疾病污名化的影响。这使得心理健康服务提供者更加需要与患者保持紧密的个人距离、建立信任关系以及提供情感支持。服务提供者在 OMQP 中表达同理心和温暖是与服务需求者建立信任关系和改善需求者心理健康状况不可或缺的部分。在一般医疗保健背景下，信息系统（information system，IS）学者广泛探讨

① 资料来源：Word mental health report：transforming mental health for all，https://www.who.int/publications-detail-redirect/9789240049338，2022-06-16。

了医疗服务提供者在在线健康平台上提供情感支持对绩效的影响。然而，在不断增长的相关文献中，仍然缺乏针对 OMQP 中心理健康服务提供者表达同理心和温暖的研究。

此外，现有文献尚未针对在线心理健康领域中服务提供者表达同理心和温暖对需求者心理距离的影响机制进行深入探索。尽管先前的研究发现，服务提供者通过表达同理心和温暖可以与消费者建立更好的人际互动关系，缩短心理距离，从而影响提供者的绩效。然而，由于心理健康疾病的特殊性，服务提供者（回答者）在 OMQP 中过度表达同理心和温暖可能会降低回答的专业性，进而导致回答内容过于情绪化。这可能对服务需求者（提问者）的心理距离产生负面影响，进而影响提供者的绩效。在心理健康领域的背景下，尚无研究考虑到这一问题。此外，心理距离在表达同理心和温暖与提供者绩效之间的关系中是否存在潜在的中介作用仍有待探索。因此，探索服务提供者表达的同理心和温暖对需求者心理距离潜在的曲线影响不仅可以补充现有文献，还有助于缩短服务提供者与需求者之间的心理距离，从而改善需求者的心理健康状况和提高提供者在 OMQP 中的绩效，实现价值创造。因此，本章旨在通过提出以下研究问题来解决上述研究空白。

研究问题一：在 OMQP 中，服务提供者表达同理心和温暖对需求者社会心理距离是否存在曲线的影响效应？

研究问题二：回答者专业资本是否调节表达同理心和温暖与社会心理距离之间的曲线关系？

研究问题三：需求者对社会心理距离的感知如何中介服务提供者表达同理心和温暖与服务提供者绩效之间的关系？

9.2　研 究 假 设

图 9-1 总结了研究的理论模型，该模型结合了表达同理心和温暖、社会心理距离与服务提供者绩效，探索了 OMQP 中服务价值创造的影响机制。本章首先分析了表达同理心、表达温暖和社会心理距离之间的曲线关系；其次检验了专业资

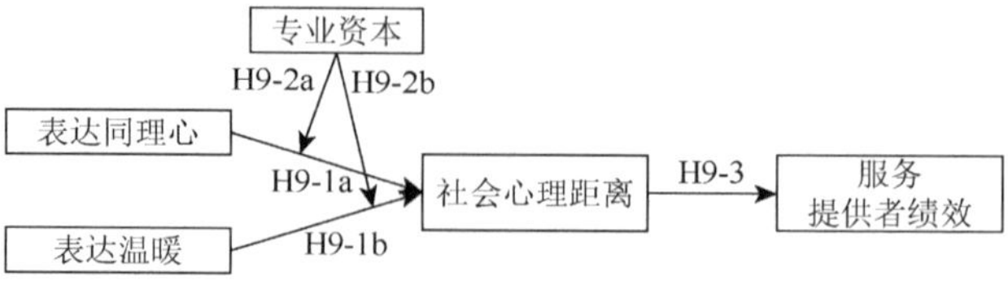

图 9-1　服务价值创造研究模型

本的调节作用；最后，利用需求者社会心理距离来解释服务提供者在平台中的绩效。

9.2.1　表达同理心与表达温暖对社会心理距离的曲线影响机制

在 OMQP 中，有心理健康问题的用户在平台中提问，并渴望得到相应的信息和情感支持。平台中的服务提供者表达的同理心和温暖是情感支持的关键组成部分，对于改善需求者的心理健康至关重要。同理心被认为是人际交往和沟通能力的基本维度。同理心增强了个体对他人的理解，以及对他人做出预测的能力。温暖被认为是基于信息技术进行交流互动的关键影响因素。在 OMQP 中，包含同理心和温暖的回答传递了更多的社会线索，有助于提高答案的可信度，加强与需求者的社会关系，从而减少与需求者的社会心理距离。然而，随着回答中表达的同理心和温暖程度的增加，可能会产生潜在的负面影响。过多的同理心和温暖表达可能会降低回答的专业性，需求者可能会担心服务提供者过于情绪化，这反而会降低对回答的专业性和信任感的评价。此外，由于精神健康患者的脆弱性，需求者可能希望保持一定程度的隐私，过度表达同情和热情可能被视为具有侵入性，从而对社会心理距离产生负面影响。因此，本章提出以下假设。

H9-1a：服务提供者表达同理心对需求者社会心理距离有着倒“U”形的影响效用。

H9-1b：服务提供者表达温暖对需求者社会心理距离有着倒“U”形的影响效用。

9.2.2　专业资本的调节效应

在消费者接受服务的过程中，消费者通过比较对服务的预期与实际提供的服务来评估所接受的服务。在在线医疗服务中，患者的期望主要受到提供者专业资本的影响，专业资本代表了提供者的专业资历。医疗保健提供者的专业资历通常反映在临床职称上，是专业能力和专业经验的有力指标。在 OMQP 中，服务提供者的专业资历主要反映在因持续提供高质量回答而获得的平台头衔上，这也反映了 OMQP 中服务提供者的能力和经验。平台头衔不仅代表了服务提供者的专业资本，也影响了需求者对服务提供者的第一印象和期望。根据锚定效应，个体的先验锚定信息会影响到个体下一阶段的判断。因此，当需求者对服务提供者的答案进行评估时，需求者对答案表达的同理心和温暖的感知效应可能会被先前的期望和印象所改变。具体来说，在 OMQP 中，需求者通常认为自身的相对地位低于专业资本水平较高的服务提供者。同时，由于更高的专业资本意味着更多的专业经验和更高的专业能力，需求者通常期望服务提供者提供更多的专业知识。因此，当需求者评估拥有较高专业资本的服务提供者回复内容时，地位差异的第一印象和对获得专业知识的较高期望，将缩短由服务提供者表达同理心和温暖而产生的与需求者间的社会心理距离。因此，服务提供者的专业资本削弱了表达同理心和温暖与社会心理距离之间的曲线关系。因此，本章提出以下假设。

H9-2a: 专业资本削弱了服务提供者表达同理心与需求者社会心理距离间的曲线关系。

H9-2b: 专业资本削弱了服务提供者表达温暖与需求者社会心理距离间的曲线关系。

9.2.3 社会心理距离的影响机制

解释水平理论认为心理距离会影响个体的解释水平，从而进一步影响个体的认知和行为结果。先前研究证实了心理距离可以影响消费者的心理解释过程，感知更近的心理距离是更强、更高质量的二元关系的基础。当与客体的心理距离增加时，个体会使用更高水平的心理解释，这会降低消费者对提供者的信任，进一步抑制对产品或服务的选择意图。但随着与客体心理距离的缩短，个体采用了较低水平的心理解释，这有助于削弱消费者的心理自我防御机制，并进一步诱导对产品或服务的选择意图。在 OMQP 中，更加接近的社会心理距离意味着需求者会使用较低水平的心理解释，这有助于提高需求者对服务提供者的信任，进一步提高需求者对回答的认可水平，从而影响服务提供者的绩效。因此，本章提出以下假设。

H9-3：与需求者的社会心理距离对服务提供者的绩效有正向影响。

9.3 方　　法

9.3.1 研究背景和数据来源

本章从我国领先的 OMQP 上收集了数据。该平台是我国在线心理健康服务领域的先驱，其主要目的是为有心理健康问题的用户提供在线咨询和问答服务。该平台提供带有金钱奖励的问答服务。具体来说，当用户遇到心理健康问题时，可以匿名发布问题，选择一个类别来描述自身的心理健康问题，并决定为该问题提供的金钱奖励的数额。然后用户等待平台中心理健康服务提供者的回答。在该心理健康问答平台中，一个问题通常会收到多个答案，并根据回答的质量，平台中的一个问题可能有多个最佳答案，这意味着多个服务提供者可以共同获得需求者或平台提供的金钱奖励。

研究通过访问每个问答记录的具体页面和平台上服务提供者的个人主页来收集研究数据。本章收集了 2022 年 10 月 1 日至 2023 年 10 月 31 日期间在该平台上提供的所有带有金钱激励的问题和回答数据，同时排除了只有一个回答的问题。随后，本章获得了一个包含 3298 个问题和 33 326 个答案的数据集。同时，服务提供者的个人资料包括平台等级、注册日期、回答的问题总数等详细信息。问答页面提供了关于在线问题和回答的全面信息。为了处理包含结构化信息与非结构化文本信息的数据集，研究采用了自然语言处理的方法来分析问答中的非结构化文本数据，并提取模型中提出的理论变量的测量项。

9.3.2　变量测量

（1）因变量：研究的因变量是服务提供者绩效（respondent performance，Res_per）。服务提供者绩效是指服务提供者对某一特定心理健康问题的回答是否得到金钱奖励，为二分类变量，其中获得金钱奖励的回答被编码为 1，而未获得金钱奖励的回答则被编码为 0。

（2）自变量：研究的自变量为回答中表达同理心（expressed empathy，Empathy）和表达温暖（expressed warmth，Warmth）的程度，即回答中分别与同理心和温暖相关的词汇数量。这些变量是通过文本挖掘的方法从具体回答的文本内容中进行提取的。为了测量服务提供者回答中表达的同理心或温暖的程度，本章使用了回答中与同理心或温暖有关的词汇数量来衡量。具体而言，本章分别构建了一个基于同理心或温暖相关词汇的语料库。首先，研究从平台中随机选取了 3000 个回答，并从中手动提取相关词汇，将提取出的相关词汇分别添加到同理心或温暖的语料库中。其次，使用 R 语言进行术语识别，以测量回答中同理心和温暖的表达程度。

（3）中介变量：研究的中介变量为社会心理距离（social psychological distance，SPD）。社会心理距离是指个体与客体的接近或疏远程度。社会心理距离旨在解释个体的直接体验和他人的推断体验之间的距离。在人际交流的背景下，语言往往作为一个微妙的工具来反映、延续和交流关系的感知，操纵代词的使用可以导致个体认为自身和他人的关系越来越接近和质量更高。通过减少第一人称单数代词（如“我”）的使用来缩短社会维度上的距离，可以降低负面情绪的强度，并预测情绪调节的成功。在心理健康问答平台上，当第一人称单数代词的使用增加时，回答更注重自我表达，以自我为中心的程度更高。而其他类型的代词可能与关注他人、社交互动和维持关系有关。具体来说，本章遵循以前的研究，通过计算回答中非第一人称单数代词的比例来测量社会心理距离。LIWC 工具包含 80 本词典，定义和列出诸如人称代词之类的词汇。因此，利用 LIWC 软件的中文词典来计算社会心理距离。

（4）调节变量：研究的调节变量为服务提供者专业资本（professional capital，PC）。在在线健康平台上，服务提供者的专业资本可以通过在线声誉、临床职称和所在医院等级来测量。因此，在 OMQP 的特定背景下，研究使用服务提供者在平台中的头衔来衡量服务提供者的专业资本。服务提供者的头衔是通过持续回答问题和吸引粉丝数量来获得的，这在一定程度上反映了服务提供者的平台声誉和专业能力。

（5）控制变量：为了消除其他因素对结果的干扰，本章进一步使用了控制变量，包括服务提供者加入平台的时间、服务提供者粉丝数、服务提供者总点赞数、回答评论数量、服务提供者回复时间、问题收获拥抱数量、问题阅读数量、问题回答数量以及问题被收藏数量。

本章主要变量的定义如表 9-1 所示。

表 9-1　变量测量

变量		表达	定义
因变量	服务提供者绩效	Res_per	分类变量；服务提供者对需求者 i 心理健康问题的回答是否获得了金钱奖励，1 为获得，0 为未获得
中介变量	社会心理距离	SPD	连续变量；服务提供者回答中非第一人称单数代词的比例，比例越大，社会心理距离越小
自变量	表达同理心	Empathy	连续变量；服务提供者回答中与同理心相关的词汇数量
	表达温暖	Warmth	连续变量；服务提供者回答中与温暖相关的词汇数量
调节变量	专业资本	PC	连续变量；服务提供者在平台中获得的头衔，范围 0～7，数值越高，头衔越难获得
控制变量	服务提供者加入平台的时间	PlatTime	连续变量；服务提供者加入平台的天数
	服务提供者粉丝数	Followers	连续变量；服务提供者在平台中的粉丝总数
	服务提供者总点赞数	Likes	连续变量；服务提供者在平台中收获的总点赞量
	回答评论数量	Reviews	连续变量；服务提供者对需求者 i 心理健康问题的回答的评论数量
	服务提供者回复时间	InterTime	连续变量；服务提供者回答时间与提问时间之间的间隔（单位：天）
	问题收获拥抱数量	Hugs	连续变量；需求者 i 收获的拥抱数量
	问题阅读数量	Read	连续变量；需求者 i 心理健康问题的阅读数量
	问题回答数量	Answer	连续变量；需求者 i 心理健康问题的回答数量
	问题被收藏数量	Collection	连续变量；需求者 i 心理健康问题被收藏的数量

9.3.3 数据处理与实证模型

本章中的数据处理过程包括三个步骤（图 9-2）。首先，研究使用文本挖掘技术来处理非结构化文本信息。具体来说，研究使用 R 语言中的术语识别技术来计算回答中表达同理心与温暖的程度。然后，研究使用 LIWC 计算社会心理距离。接下来，研究使用 R 语言处理结构化数据。

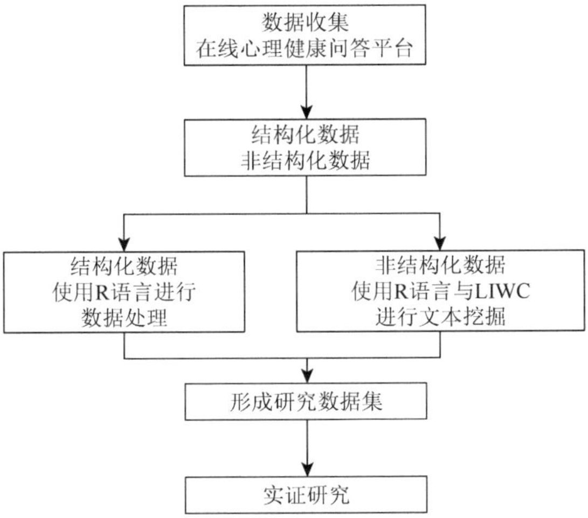

图 9-2　数据处理过程

研究的计量模型分为以下两个部分：首先，研究检验了表达同理心和温暖对社会心理距离的曲线影响机制以及专业资本的调节作用，如下所示：

$$\begin{aligned}\mathrm{SPD}_{i,t} &= \beta_0 + \beta_1\mathrm{Empathy}_{i,t} + \beta_2\mathrm{Warmth}_{i,t} + \beta_3\mathrm{Empathy}^2_{i,t} + \beta_4\mathrm{Warmth}^2_{i,t}\\ &\quad + \beta_5\mathrm{Empathy}_{i,t}\times\mathrm{PC}_{i,t} + \beta_6\mathrm{Warmth}_{i,t}\times\mathrm{PC}_{i,t} + \beta_7\mathrm{Empathy}^2_{i,t}\times\mathrm{PC}_{i,t}\\ &\quad + \beta_8\mathrm{Warmth}^2_{i,t}\times\mathrm{PC}_{i,t} + \sigma\mathrm{Control}_{i,t} + \tau_1\mathrm{Times}_{i,t} + \mu_{i,t}\end{aligned} \tag{9-1}$$

然后本章进一步分析了社会心理距离对服务提供者绩效的影响效用，如下所示：

$$\begin{aligned}\mathrm{Logit}(\mathrm{Res\_per}_{i,t}) &= \beta_0 + \beta_1\mathrm{SPD}_{i,t} + \beta_2\mathrm{Empathy}_{i,t} + \beta_3\mathrm{Warmth}_{i,t}\\ &\quad + \beta_4\mathrm{Empathy}^2_{i,t} + \beta_5\mathrm{Warmth}^2_{i,t} + \beta_6\mathrm{Empathy}_{i,t}\times\mathrm{PC}_{i,t}\\ &\quad + \beta_7\mathrm{Warmth}_{i,t}\times\mathrm{PC}_{i,t} + \beta_8\mathrm{Empathy}^2_{i,t}\times\mathrm{PC}_{i,t}\\ &\quad + \beta_9\mathrm{Warmth}^2_{i,t}\times\mathrm{PC}_{i,t} + \sigma\mathrm{Control}_{i,t} + \tau_1\mathrm{Times}_{i,t} + \mu_{i,t}\end{aligned} \tag{9-2}$$

其中，$\mathrm{Res\_per}_{i,t}$ 为服务提供者 i 的绩效；$\mathrm{SPD}_{i,t}$ 为社会心理距离；$\mathrm{Emapthy}_{i,t}$、

$Warmth_{i,t}$ 为自变量；$Control_{i,t}$ 为控制变量；$Times_{i,t}$ 为一组时间虚拟变量；β、σ 和 τ_1 为要估计的模型参数；$\mu_{i,t}$ 为误差项。

9.4 结　　果

表 9-2 总结了变量的描述性统计结果。考虑到变量在其初始大小上有所不同，研究对实证分析的部分变量进行了标准化处理。为了检验多重共线性，研究使用了一个线性模型来检验 VIF，结果显示每个变量的 VIF 值小于 3，不存在严重的多重共线性，这保证了模型估计的准确性。

表 9-2　描述性统计结果（N= 33 326）

变量		均值	标准差	最小值	最大值	VIF
因变量	Res_per	0.488	0.499	0	1	1.18
中介变量	SPD	0.859	0.149	0	1	1.04
自变量	Empathy	5.911	7.595	0	90	1.14
	Warmth	1.904	2.312	0	38	1.10
调节变量	PC	4.916	1.849	0	7	4.34
控制变量	Log（PlatTime）	6.184	1.706	0	8.379	1.49
	Log（Followers）	4.833	1.991	0	8.573	2.54
	Log（Likes）	7.467	2.157	0	11.361	2.81
	Reviews	0.167	0.640	0	21	1.01
	InterTime	2.433	7.356	0	258	1.02
	Hugs	5.535	3.097	0	20	2.35
	Log（Read）	6.166	0.813	3.367	8.704	1.93
	Answer	13.994	7.800	2	57	1.82
	Collection	1.746	2.338	0	20	1.55

表 9-3 汇报了实证分析结果。在社会心理距离的实证分析中，研究采用逐步回归的方法，逐步将二次项效应和双向交互作用引入到实证模型中。在服务提供者绩效分析中，研究首先考虑了社会心理距离和控制变量的影响，然后采用逐步回归的方法，逐步引入二次项效应和双向交互作用。如表 9-3 模型 1 所示，服务提供者表达同理心与社会心理距离呈显著的正相关关系（β = 0.015，p < 0.01，模型 1），表达同理心平方项的系数显著为负（β = –0.0003，p < 0.01，模型 1），呈倒“U”形关系，从而证实了 H9-1a。相应的曲线如图 9-3（a）所示。服务提供者表达温暖的回归系数显著为正（β = 0.034，p < 0.01，模型 2），同时服务提

供者表达温暖平方项的系数为负且显著（$\beta=-0.002$，$p<0.01$，模型 2）。实证分析结果证实了表达温暖与社会心理距离之间呈倒“U”形关系。因此，H9-1b 得到了支持，曲线效应如图 9-3（b）所示。

表 9-3　实证分析结果

变量		社会心理距离			服务提供者绩效		
		模型 1	模型 2	模型 3	模型 4	模型 5	模型 6
主效应	Empathy	0.015***		0.011***	0.102***		0.058***
		（0.001）		（0.001）	（0.014）		（0.014）
	Warmth		0.034***	0.026***		0.663***	0.605***
			（0.002）	（0.002）		（0.040）	（0.041）
	PC	0.006***	0.005***	0.009***	−0.092***	0.069***	0.014
		（0.001）	（0.001）	（0.001）	（0.016）	（0.016）	（0.018）
	SPD				1.459***	1.494***	1.404***
					（0.089）	（0.088）	（0.090）
二次项效应	$Empathy^2$	−0.000 3***		−0.000 3***	−0.002***		−0.001***
		（0.000 03）		（0.000 03）	（0.000 5）		（0.000 5）
	$Warmth^2$		−0.002***	−0.002***		−0.051***	−0.049***
			（0.000 2）	（0.000 2）		（0.005）	（0.005）
交互效应	PC×Empathy	−0.002***		−0.002***	−0.001		0.006**
		（0.000 1）		（0.000 1）	（0.002）		（0.002）
	PC×$Empathy^2$	0.000 1***		0.000 04***	0.000 2**		0.000 03
		（0.000 01）		（0.000 001）	（0.000 1）		（0.000 1）
	PC×Warmth		−0.005***	−0.004***		−0.114***	−0.109***
			（0.000 4）	（0.000 4）		（0.008）	（0.008）
	PC×$Warmth^2$		0.000 3***	0.000 2***		0.010***	0.009***
			（0.000 04）	（0.000 04）		（0.001）	（0.001）
控制变量		Yes	Yes	Yes	Yes	Yes	Yes
时间		Yes	Yes	Yes	Yes	Yes	Yes
样本量		33 326	33 326	33 326	33 326	33 326	33 326
对数似然值					−19 942.71	−20 380.77	−19 814.77
F 值		93.735***	97.125***	89.760***			
R^2		0.040	0.041	0.048			

注：本表汇报了标准化估计系数，括号内为标准误

***表示 $p<0.01$，**表示 $p<0.05$

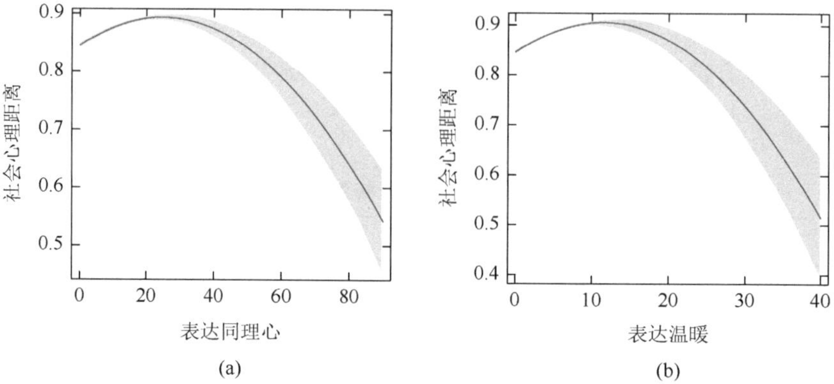

图 9-3　表达同理心和表达温暖对社会心理距离的曲线影响效应

表达同理心与专业资本的交互效应在模型 1 中汇报。专业资本对表达同理心有显著的负向交互作用（$\beta = -0.002$，$p<0.01$，模型 1），表达同理心的平方项与专业资本的交互作用显著正向（$\beta = 0.0001$，$p < 0.01$，模型 1），支持 H9-2a。模型 2 报告了表达温暖与专业资本的交互效应。结果显示，专业资本与表达温暖之间也存在显著的负向交互效应（$\beta = -0.005$，$p<0.01$，模型 2），表达温暖的平方项与专业资本之间的交互作用显著为正（$\beta = 0.0003$，$p < 0.01$，模型 2），从而支持 H9-2b。

对于服务提供者绩效的实证分析结果显示，社会心理距离对服务提供者绩效有着显著的正向影响（$\beta = 1.404$，$p<0.01$，模型 6），这证实了服务提供者和需求者之间更近的心理距离有助于提高服务提供者绩效。因此支持了 H9-3。此外，本章还发现，在模型 4 和模型 5 中，服务提供者表达同理心与温暖和服务提供者绩效之间同样呈倒“U”形关系。而专业资本与表达温暖之间同样存在显著的负向交互效应（$\beta = -0.114$，$p<0.01$，模型 5），专业资本与表达温暖的二次项之间的交互作用也是显著且正向（$\beta = 0.010$，$p<0.01$，模型 5）。

9.5　讨　　论

实证分析的结果表明，服务提供者表达同理心和温暖对社会心理距离的影响呈倒“U”形。也就是说服务提供者适度表达同理心和温暖有助于缩短服务提供者与需求者之间的社会心理距离，但由于过度侵入性和对服务提供者专业性的担忧，过度地表达同理心和温暖反而扩大了服务提供者与需求者之间的社会心理距离。此外，根据解释水平理论，当服务提供者与需求者之间的心理距离接近时，需求者将使用低水平的解释状态来描述客体，这有助于提高服务提供者绩效。此外，在 OMQP 中，服务提供者的专业资本可以缓解表达同理心和温暖与社会心理距离之间的曲线关系。

本章对解释水平理论和在线健康平台中的心理距离研究做出了独特而重要的贡献。据本章所知，在 IS 领域的相关文献中，本研究首次在 OMQP 的背景下提供关于心理距离的新颖且独特的发现。在 OMQP 的独特背景下，本章通过一系列实证分析，解释了服务提供者表达同理心和温暖对与需求者的社会心理距离产生了非线性的影响机制，进而影响了服务提供者 OMQP 中的绩效。

最重要的是，本章假设并证明了服务提供者在 OMQP 中表达同理心和温暖的潜在负面影响。这种潜在的不利影响决定了在预测 OMQP 中服务提供者对心理健康问题进行回答时，同理心和温暖的表达机制对需求者感知社会心理距离的影响的边界条件。迄今为止的大多数研究表明，表达同理心和温暖有助于增加信任，建立更密切的关系，改善人际交往，减少社会距离，并有助于改善心理健康。换句话说，以往研究已经证实了表达同理心和温暖对于缩短社会距离的线性效用。然而，通过识别服务提供者表达同理心和温暖与需求者社会心理距离之间的曲线关系，本章希望修正现有的理论共识，并强调更多的同理心和温暖并不一定更好，特别是在 OMQP 这一独特的场景中。具体而言，服务提供者表达同理心和温暖与需求者间的社会心理距离呈倒“U”形关系，这意味着过度表达同理心和温暖并不一定意味着更接近的心理距离，甚至可能产生负面影响。本章首次在 OMQP 这一独特背景下考察了表达同理心和温暖的作用，证实了研究表达同理心和温暖对心理健康独特影响机制的必要性，这一发现丰富了 IS 领域关于同理心和温暖影响机制的文献。

9.6 本章小结

OMQP 已经成为用户接受心理健康服务的重要渠道。本章以解释水平理论为基础，在 OMQP 的特殊背景下，探索了服务提供者表达同理心和温暖对服务需求者社会心理距离的曲线影响机制。为了解决以上研究问题，本章利用收集的客观数据来构建计量模型。具体而言，研究结果表明服务提供者同理心和温暖的表达对需求者的社会心理距离有着倒“U”形的曲线影响机制，而需求者的社会心理距离正向影响了服务提供者的绩效。此外，研究结果还表明，服务提供者的专业资本削弱了表达同理心和温暖与社会心理距离之间的倒“U”形关系。本章在 OMQP 的独特背景下扩展了关于在线健康平台中表达同理心和温暖的文献，同时也对解释水平理论的相关文献做出了贡献，还有助于更好地理解在线心理健康平台中服务提供者与需求者间的价值创造。

本章参考文献

Aaker J，Vohs K D，Mogilner C. 2010. Nonprofits are seen as warm and for-profits as competent：firm stereotypes matter. Journal of Consumer Research，37（2）：224-237.

Bacq S，Alt E. 2018. Feeling capable and valued：a prosocial perspective on the link between empathy and social entrepreneurial intentions. Journal of Business Venturing，33（3）：333-350.

Chen S Q，Guo X T，Wu T S，et al. 2020. Exploring the online doctor-patient interaction on patient satisfaction based on text mining and empirical analysis. Information Processing & Management，57（5）：102253.

Fazal-e-Hasan S，Mortimer G，Lings I，et al. 2020. How gratitude improves relationship marketing outcomes for young consumers. Journal of Consumer Marketing，37（7）：713-727.

Henderson C，Noblett J，Parke H，et al. 2014. Mental health-related stigma in health care and mental health-care settings. The Lancet Psychiatry，1（6）：467-482.

Hernández-Ortega B. 2018. Don’t believe strangers：online consumer reviews and the role of social psychological distance. Information & Management，55（1）：31-50.

Liberman N，Trope Y，Wakslak C. 2007. Construal level theory and consumer behavior. Journal of Consumer Psychology，17（2）：113-117.

Liu S，Si G S，Gao B J. 2022. Which voice are you satisfied with? Understanding the physician-patient voice interactions on online health platforms. Decision Support Systems，157：113754.

Liu S，Zhang M Y，Gao B J，et al. 2020. Physician voice characteristics and patient satisfaction in online health consultation. Information & Management，57（5）：103233.

Loschelder D D，Trötschel R，Swaab R I，et al. 2016. The information-anchoring model of first offers：when moving first helps versus hurts negotiators. Journal of Applied Psychology，101（7）：995-1012.

Nguyen S，Didi Alaoui M，Llosa S. 2020. When interchangeability between providers and users makes a difference：the mediating role of social proximity in collaborative services. Journal of Business Research，121：506-515.

O’Leary M B，Wilson J M，Metiu A. 2014. Beyond being there：the symbolic role of communication and identification in perceptions of proximity to geographically dispersed colleagues. MIS Quarterly，38（4）：1219-1244.

Tan H Y，Zhang X F，Yang Y F. 2023. Satisfaction or gratitude? Exploring the disparate effects of physicians’ knowledge sharing on patients’ service evaluation in online medical consultations. Information Systems Journal，33（5）：1186-1211.

Vonkeman C，Verhagen T，van Dolen W. 2017. Role of local presence in online impulse buying. Information & Management，54（8）：1038-1048.

第 10 章　医患间跨区域价值创造与价值获取研究

在线健康平台中医生与患者进行价值共创，是平台价值实现的必要条件，通过鼓励健康利益相关者之间的持续互动，满足各主体的多样化价值需求。平台通过合理调配并充分利用医生资源，提高各区域患者服务的可获得性，减少区域间医疗服务不对称。因此，在线健康平台多主体价值共创通过资源整合、信息透明、服务反馈与监管等途径改善了医改市场化带来的激励不相容等问题，进而改善医患间价值创造。以好大夫在线为代表的医患平台，支持线上预约挂号、就医问诊，为患者提供远程医疗服务。在医患平台，患者主要价值需求是获取优质医疗服务以改善健康结果，医生则从中获得经济与社会回报。

基于价值共创理论视角，移动医疗服务中医患互动所创造的价值一般包括效率价值、功能价值、情感价值和社会价值。然而，现有研究并未将信息、行为与平台结合，仅对单一平台的某一类价值共创进行研究，较少去关注在线健康平台中多主体协同与价值共创之间的逻辑关系，也缺乏对价值共创结果的探索。另外，部分研究发现在线健康平台克服时空和空间障碍，缩小因地理位置分布导致医疗资源可及性差异，且在一定程度上缓解了不同地区医患双方间的信息不对称问题。例如，平台所提供的医疗服务，使得欠发达地区的患者能够接触到优质医疗服务，实现低成本的跨区域医疗，实证了医疗服务在城市层面的流动。然而，这些研究主要是从用户间跨区域服务、知识流动等微观角度解释平台发挥的作用，未明确宏观层面平台价值共创与区域间价值获取的关系，各类平台之间如何共同发挥作用的机制也尚不清楚。因此，本章聚焦于在线健康平台中医患间价值共创行为，并提出如下问题：以医患交互为主体的在线健康平台能创造哪些价值？这些价值能否实现宏观层面的区域流动？

10.1　医患间价值创造维度识别

10.1.1　数据来源

本章采用我国领先的在线医患平台中患者对医生的诊后评价作为具体数据来源。患者评论作为医患线上全流程医疗行为的记录，能为本章提供丰富的数据来源。从在线医患平台抓取 2020 年 1 月 1 日至 2020 年 12 月 31 日内 3102 名医生

79 249 条评论。剔除重复与无意义文本（不足 10 字的文本、广告信息等）后，研究样本最终包含关于 3099 名医生的 78 677 条患者评论数据。

10.1.2　数据分析

遵循内容分析法，规范挖掘患者评论文本数据蕴含的主题与模式，具体编码方案与过程与第 7 章保持一致。利用 SPSS 23.0，计算编码员百分比一致性和 Cohen’s Kappa 系数来检验信度。编码员百分比一致性高于 80%，Cohen’s Kappa 系数大于或等于 0.81，可认为保持高度一致性。经检验，三级类目一致性较好，编码示例结果如表 10-1 所示。

表 10-1　在线医患平台价值共创编码示例

平台类型	价值类型	交互方式	行为类型	阶段	原始语句	Cohen’s Kappa 系数	编码员百分比一致性
在线医患平台	声誉价值	患患交互	陪伴支持	诊前、诊中、诊后	谢谢你们的支持，终于明白我不再孤单，让我们大家一起努力吧	0.875	0.990
		医患交互	做出好评	诊后	非常感谢苏医生耐心细致严谨地看诊		
			做出差评	诊后	对不正常的指标没有任何解释，检查过程冷漠		
		患者-平台交互	做出好评	诊后	好大夫平台网约是靠谱的，疫情期间网络看诊非常方便		
			做出差评	诊后	不能接诊就不要开通网络问诊咯！耽误别人时间		
	功能价值	医患交互	主诉	诊前	现在吃激素，沙利度胺，打甲氨蝶呤，第二针开始便秘，今天第五天没大便		
		患者-平台交互	诉求	诊前、诊中、诊后	希望以后网上坐诊便宜点就好了，我们普通老百姓能随时咨询		
	信息价值	患患交互	分享诊疗经验	诊后	今天刚刚做完磁波治疗跟大家分享下，具体效果等我三个月后继续分享		

对在线医患平台而言，声誉价值是特有的价值类型。先前研究已证实医生借助在线健康平台可获得经济与社会回报，而声誉是社会回报的主要形式之一。声誉价值主要体现在患者对医生服务质量与服务态度的认可，是反映医疗服务中质量特征的关键，是医生最为宝贵的属性。不同于以往专注于医生个体声誉的研究，本章发现声誉价值也是平台价值共创的重要组成部分。患者在完成问诊后，会根据自身体验对平台与服务进行评价，患者评价的好坏代表了平台或医生的声誉价值。良好的声誉价值促使平台吸引更多的患者。在促进平台发展的同时，给医生带来经济收益，改善患者的健康状况，推动平台中的价值共创的良性循环。在线医患平台功能价值体现在患者使用过程中遇到的问题，通过撰写评价提出平台运营问题，辅助改善平台功能，满足患者多样化需求。同时，患者也会分享自身在问诊与治疗过程中的体验，以供他人参考，共同实现功能与信息价值。具体价值共创维度见表 10-2。

表 10-2 在线医患平台价值共创维度及概念界定

平台类型	价值共创维度	概念界定
在线医患平台	信息价值	在线医患平台信息价值是指患者在诊后对服务情况与治疗过程的简述，为其他患者提供支持，行为主体发生在患者间
	声誉价值	在线医患平台声誉价值是指患者在诊后针对医生在线服务质量与治疗效果的评价反馈，给医生带来声誉与经济回报，行为主体发生在医患间
	功能价值	在线医患平台功能价值是患者对在线医疗服务的功能所感受的利益，是满足患者健康需求的价值

为了验证结论的完整性，再次收集上述平台 2021 年 1 月 1 日至 2021 年 3 月 31 日的帖子和评论数据，共得到 1572 名医生 24 115 条记录。对新收集的数据进行同样的清洗、编码和分析。结果显示，价值共创的维度已经足够丰富，均未发现新的构成。因此，在线健康平台医患间价值共创维度在理论上是饱和的。

10.2 医患间跨区域价值获取实证分析

本节拟用定量方法观测价值能否在不同医疗资源配置地区间实现流动，探索患者价值获取网络规律特征。

10.2.1 数据来源

使用在线医患平台提供的特有数据集，涵盖 2020 年 38 697 名医生与 198 292 名患者间 1 009 351 次线上问诊交互，以及医患双方的个人信息，将医生为患者提供一次服务视为网络中的有向连接。与以往用户间的交流网络不同，本节根据用户所在位置信息，将上述个体层面的互动聚合为省份层面的互动，以省份为节点构建社会网络。另外，为了衡量各个省份的资源配置情况，从《中国卫生健康统计年鉴》《中国统计年鉴》中获取 31 个省区市的医疗资源数据以及相关社会经济学指标。具体数据来源如表 10-3 所示。

表 10-3　数据来源

<table>
<tr><td rowspan="2">交互数据</td><td>在线健康平台</td><td>数据来源</td><td>清洗后的医生（患者）/交互数</td></tr>
<tr><td>好大夫在线</td><td>2020 年医患线上医疗服务数据</td><td>38 697（198 292）/1 009 351</td></tr>
<tr><td>每千人口执业医师数</td><td colspan="3" rowspan="9">《中国卫生健康统计年鉴》（2018～2021 年）</td></tr>
<tr><td>执业医师数</td></tr>
<tr><td>注册护士数</td></tr>
<tr><td>每千人口床位数</td></tr>
<tr><td>床位数</td></tr>
<tr><td>医院总数</td></tr>
<tr><td>三甲医院数</td></tr>
<tr><td>人均卫生总费用</td></tr>
<tr><td>医疗卫生总费用占 GDP 比例</td></tr>
<tr><td>人口数</td><td colspan="3" rowspan="2">《中国统计年鉴》（2018～2021 年）</td></tr>
<tr><td>移动互联网用户数</td></tr>
<tr><td>高铁密度</td><td colspan="3">铁路建设规划统计数据</td></tr>
</table>

10.2.2　研究结果

1. 医患价值获取网络块模型分析

采用空间聚类分析与指数随机图模型进行实证分析，具体分析方法与第 7 章一致。本章使用 Ucinet 6.0 进行空间聚类分析，最大切割深度为 2，收敛标准为 0.2，将 31 个省区市划分为三类板块，结果见表 10-4。医患价值获取网络第一板块成员包括河北、四川、辽宁、吉林、黑龙江、江苏、浙江、安徽、福建、江西、山东、河南、湖北、湖南、广东、重庆、陕西、贵州、云南、内蒙古、甘肃、北京与宁夏；第二板块成员包括广西、青海、山西、上海与天津；第三板块成员包括西藏、新疆与海南。

对于医患价值获取网络，聚类结果显示仅存在三种板块，第一板块中三种程度地区均存在；第二板块除青海外，其余均属于医疗资源发达与中度发达地区；第三

表 10-4　在线健康平台网络板块间的溢出效应分析

网络类型	板块	第一板块接收关系	第二板块接收关系	第三板块接收关系	板块成员数	期望内部关系比例	实际内部关系比例	接收板块外关系数	板块特征
医患价值获取网络	第一板块	529	115	69	23	0.733	0.742	184	双向溢出型板块
	第二板块	115	25	13	5	0.133	0.163	125	经纪人型板块
	第三板块	69	10	8	3	0.067	0.092	82	经纪人型板块

板块均属于医疗资源欠发达地区。分析后发现在 953 个关联关系中，板块内部关系总数为 562，板块间关系总数为 391，板块间的溢出效应不强。第一板块的内部与外部均存在较多关联，属于双向溢出型板块，第二板块和第三板块都属于经纪人型板块。图 10-1 显示第一板块是网络中溢出程度最高的板块，对自身与其他板块均有溢出效应，另外，第一板块与第二板块的自反性程度较高，内部聚类特征明显。

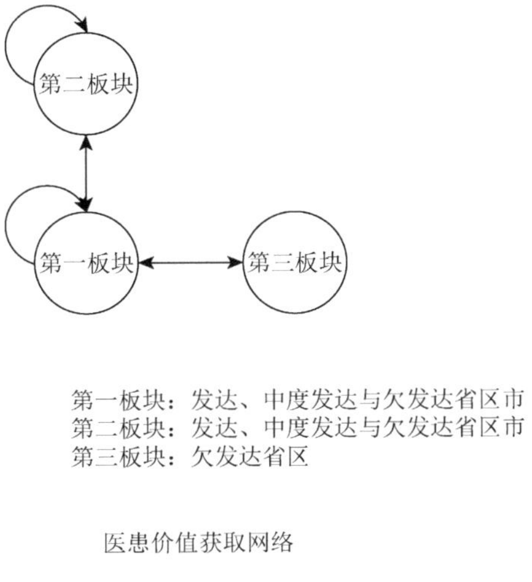

图 10-1　板块价值获取

2. 医患价值获取网络形成机理分析

在分析价值获取网络在板块间的关联模式后，本节借助指数随机图模型考察基于各区域医疗资源配置情况的价值获取网络的形成机制，进一步说明不同医疗资源配置分别对医患价值获取的影响。结果如表 10-5 所示。

表 10-5 指数随机图模型结果

变量	医患价值获取网络	
	模型 1	模型 2
Edges	10.180^{***} （2.951）	6.244^{***} （1.627）
Mutual		
NodeOutCov（human resource）	−0.177 （0.461）	
NodeOutCov（financial resource）	0.987^{***} （0.165）	
NodeOutCov（material resource）	-1.742^{***} （0.306）	
AbsDiff（human resource）		0.985^{**} （0.349）
AbsDiff（financial resource）		0.114 （0.105）
AbsDiff（material resource）		−0.366 （0.220）
NodeCov（population）	$3.628\times10^{-5***}$ （7.184×10^{-6}）	$1.583\times10^{-5***}$ （4.438×10^{-6}）
NodeCov（mobile internet penetration）	-2.042^{*} （0.891）	-2.076^{**} （0.771）
NodeCov（high-speed railway coverage）	−0.003 （0.002）	−0.003 （0.002）
EdgeCov（geographic distance）	1.159×10^{-4} （2.582×10^{-4}）	8.868×10^{-5} （2.359×10^{-4}）
AIC	283.5	353.9
BIC	322.4	392.9

注：括号内为标准误

***表示 $p<0.001$，**表示 $p<0.01$，*表示 $p<0.5$

在医患价值获取网络中，NodeOutCov（human resource）不显著，NodeOutCov（financial resource）正向且显著，而 NodeOutCov（material resource）负向且显著。首先，人力资源发达程度与该地区提供的在线医疗服务没有显著关系；其次，医疗卫生投入较大的地区向外输出在线医疗服务的概率增大，医疗卫生经费投入反映地区对于医疗卫生体系的重视程度，可能更加积极地落实“互联网＋医疗”政策，鼓励医生参与并提供服务。同时，医疗卫生投入较少的地区可能缺乏相应的硬件设备和专业技术人员，受限于自身能力，不适合发展在线医疗。另外，物力资源欠发达的地区倾向提供线上服务，由上述定性研究可知，在线医患平台能为医生带来声誉与经济价值，因此在有限的线下医疗服务饱和后，仍有余力的医生会选择对外提供线上健康服务进行补充，以实现自身价值。最后发现 AbsDiff（human resource）正向且显著，人力资源差距较大的地区之间会产生线上医疗服务，与前人研究结论类似，患者通过在线医患平台实现高效率异地就医，接触优质医生的机会变大，在线医患平台产生的服务价值借助社会网络在人力资源配置不同地区间传递，有利于改善区域间医疗服务不对称问题，促进健康公平。

10.3　本章小结

均衡不同地区医疗卫生资源，优化我国医疗卫生服务体系结构，是当前医疗改革的重要任务。充分利用“互联网＋”手段，实现各区域医疗卫生资源整合共享，成为改善健康不公平中机会不公平的新型途径。在线健康平台的特性决定了它能打破时空限制，实现区域间价值共创与价值获取。根据“主体-行为-价值”的逻辑思路分析在线健康平台医患间价值共创过程，在线医患平台中涉及的主体包括医生、患者与平台，分别产生声誉价值、信息价值与功能价值。在医患价值获取网络中，发达地区的医生通过在线平台为其他地区的患者提供优质服务，实现区域服务价值获取，减少医疗服务差距。

本章参考文献

胡蓉，陈惠芳，徐卫国. 2018. 移动医疗服务中医患互动对患者感知价值的影响：以知识共享为中介变量. 管理科学，31（3）：75-85.

刘刊，周宏瑞，侯月婷. 2022. 共享医疗平台如何实现价值共创？——一个探索性单案例研究. 管理评论，34（11）：337-352.

吴江，周露莎. 2017. 医疗信息资源跨地区流动：在线医疗社区优化医疗资源配置作用的研究. 信息资源管理学报，7（4）：58-65，85.

王盼盼，吴志艳，罗继锋. 2022. 有偿奖励对医生在线健康社区中贡献行为的影响. 系统管理学报，31（2）：343-352.

翟运开，张倩，赵栋祥. 2022. 疫情防控常态化下患者双渠道就诊满意度影响因素研究. 图书情报工作，66（3）：118-129.

Chen S Q，Guo X T，Wu T S，et al. 2020. Exploring the online doctor-patient interaction on patient satisfaction based on text mining and empirical analysis. Information Processing & Management，57（5）：102253.

Guo S S，Guo X T，Fang Y L，et al. 2017. How doctors gain social and economic returns in online health-care communities：a professional capital perspective. Journal of Management Information Systems，34（2）：487-519.

Hwang E H，Guo X T，Tan Y，et al. 2022. Delivering healthcare through teleconsultations：implications for offline healthcare disparity. Information Systems Research，33（2）：515-539.

Lombard M，Snyder-Duch J，Bracken C C. 2002. Content analysis in mass communication: assessment and reporting of intercoder reliability. Human Communication Research，28（4）: 587-604.

Romano R，Baum N. 2014. Reputation management. Journal of Medical Practice Management，29（6）: 369-372.